江西财经大学东亿学术论丛·第一辑

药物动力学模型的修正

刘欠宁　著

Modification of the Compartmental
Pharmacokinetic Models

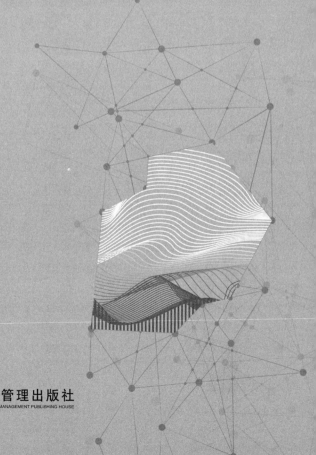

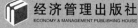

经济管理出版社
ECONOMY & MANAGEMENT PUBLISHING HOUSE

图书在版编目（CIP）数据

药物动力学模型的修正 / 刘欠宁著 . —北京：经济管理出版社，2019. 10
ISBN 978-7-5096-6186-4

Ⅰ. ①药… Ⅱ. ①刘… Ⅲ. ①药物代谢动力学—研究 Ⅳ. ①R969. 1

中国版本图书馆 CIP 数据核字（2019）第 253380 号

组稿编辑：王光艳
责任编辑：李红贤
责任印制：黄章平
责任校对：王淑卿

出版发行：经济管理出版社
（北京市海淀区北蜂窝 8 号中雅大厦 A 座 11 层　100038）
网　　址：www. E-mp. com. cn
电　　话：(010) 51915602
印　　刷：北京晨旭印刷厂
经　　销：新华书店
开　　本：710mm×1000mm /16
印　　张：8. 25
字　　数：127 千字
版　　次：2019 年 12 月第 1 版　　2019 年 12 月第 1 次印刷
书　　号：ISBN 978-7-5096-6186-4
定　　价：68. 00 元

总　序

　　江西财经大学统计学院源于 1923 年成立的江西省立商业学校会统科。统计学专业是学校传统优势专业，拥有包括学士、硕士（含专硕）、博士和博士后流动站的完整学科平台。数量经济学是我校应用经济学下的一个二级学科，拥有硕士、博士和博士后流动站等学科平台。

　　江西财经大学统计学科是全国规模较大、发展较快的统计学科之一。1978 年、1985 年统计专业分别取得本科、硕士办学权；1997 年、2001 年、2006 年统计学科连续三次被评为省级重点学科；2002 年统计学专业被评为江西省品牌专业；2006 年统计学硕士点被评为江西省示范性硕士点，是江西省第二批研究生教育创新基地。2011 年，江西财经大学统计学院成为我国首批江西省唯一的统计学一级学科博士点授予单位；2012 年，学院获批江西省首个统计学博士后流动站。2017 年，统计学科成功入选"江西省一流学科（成长学科）"；在教育部第四轮学科评估中被评为"A-"等级，进入全国前 10% 行列。目前，统计学科是江西省高校统计学科联盟盟主单位，已形成以研究生教育为先导、本科教育为主体、国际化合作办学为补充的发展格局。

　　我们推出这套系列丛书的目的，就是展现江西财经大学统计学院发展的突出成果，呈现统计学科的前沿理论和方法。之所以以"东亿"冠名，主要是以此感谢高素梅校友及其所在的东亿国际传媒给予统计学院的大力支持，在学院发展的关键时期，高素梅校友义无反顾地为我们提供了无私的帮助。丛书崇尚学术精神，坚持专业视角，客观务实，兼具科学研究性、实际应用性、参考指导性，希望能给读者以启发和帮助。

丛书的研究成果或结论属个人或研究团队观点，不代表单位或官方结论。书中难免存在不足之处，恳请读者批评指正。

编委会

2019 年 6 月

Preface

The compartmental approach is an empirical approach for pharmacokinetic modeling. This model can be used to derive many useful quantities by comparing the predicted values with actual data. However, less research has been done in actually formulating them as optimal control problems. Moreover, in clinical operation, the residence time of the drug in stomach may vary depending on the time for gastric emptying. The latter is affected by food uptake, other drugs, placebo, and other factors. Moreover, real pharmacological processes are always exposed to influences that are not completely understood or not feasible to model explicitly. Ignoring these phenomena in the modeling may affect the estimation of PK/PD models' (pharmacokinetic/pharmacodynamic models') parameters and the derived conclusions. Therefore there is an increasing need to extend deterministic models to models including a stochastic component. In order to obtain a more reliable analysis, in this study, a control vector which represents the drug dosage of a single chemotherapeutic agent, the amount of special diet or exercises was added to the one and two pharmacokinetic models which model its plasma concentration respectively. And optimal control theory was used to analyze the modified model and find an equilibrium point. Near the stationary point, white noise was added to the modified model, and the ensuing stochastic differential equations (SDEs) were presented. We proved existence, uniqueness and stability of the SDE system and found an explicit solution. Finally, the model was simulated using the R language and the stability of the numerical method was proven. Numerical simulations illustrated the effect of the modified pharmacokinetic equations on the dosages.

This model given in this study can be applied to the study of drug dosage safety and rationality.

CONTENTS

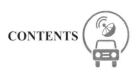

❶
Introduction

Pharmacokinetics (PK) is the study of what the body does to a drug. It studies the absorption, distribution, metabolism, and excretion of the medicine (ADME), as well as bioavailability (see Figure 1). PK analysis forms a major part of the understanding and development of the Investigation Medicinal Product (IMP), and can also contribute heavily to the prescription once a drug has been approved.

Drug–Drug Interaction (DDI) studies are conducted to test whether one drug enhances or reduces the effect of another drug. Does taking a second drug have a larger affect on the absorption, metabolism or excretion of a first drug or viceversa? For example, certain antacids can prevent many medicines from being absorbed into the bloodstream. If this happens, the medicine may not work as well or may not work at all. DDI studies are normally either two or three period crossover studies. In a two period crossover study the subjects are dosed with the IMP and a second drug of concern in one period, and the IMP on its own in the other period. If it is thought that the IMP could have an effect on the other drug, then a three period crossover study is performed where the interacting drug may also be dosed on its own, during a period.

Food effect studies are often conducted during the very early clinical trials in humans; they can be included as a subsection in the Single Ascending Dose (SAD) or Multiple Ascending Dose (MAD) studies. They test the effect of food

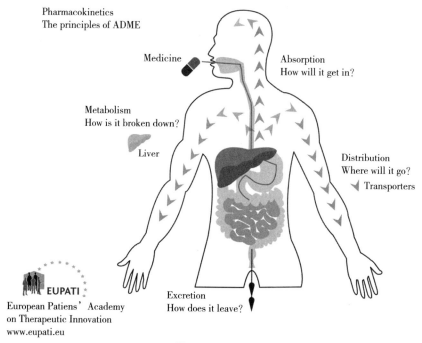

Pharmacokinetics
The principles of ADME

Medicine

Absorption
How will it get in?

Metabolism
How is it broken down?

Liver

Distribution
Where will it go?

Transporters

EUPATI

European Patiens' Academy
on Therapeutic Innovation
www.eupati.eu

Excretion
How does it leave?

Figure 1   ADME

Source of Data: Pharmacokinetics [PK] ADME [Z]. https://www. eupati. eu/glossary/pharma cokinetics/.

on the rate, and extent of absorption of a drug when given just after a meal, compared to when given under fasting conditions. The information on how food affects the absorption of the drug can affect the design of future trials, therefore it is best to know this information as soon as possible. If there is a large food effect, then in future studies the drug may need to be given when the subject/patient is in a fasting state. A food effect study is normally a two period crossover study where subjects are dosed with drug under fasting conditions, and then given the drug with food in the other period. Figure 2 shows an example of the effect that being fed or fasting can have on the absorption of a drug.

There are three approaches that have been suggested for pharmacokinetic modeling: Compartmental, physiological and model-independent. The first one is an empirical approach, which is based on simple compartmental models (see

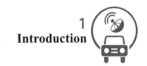

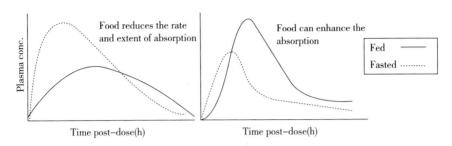

Figure 2   Effect of food on the plasma concentration curve following oral administration

Figure 3). These compartments have no strict physiological or anatomical basis. The compartment simply represents a body volume, or it could just as easily represent a chemical state, for example a metabolite of the drug. Usually this approach uses one or two compartments. Despite its simplistic nature, many useful quantities can be derived using this approach, and by comparing predicted values with actual data.

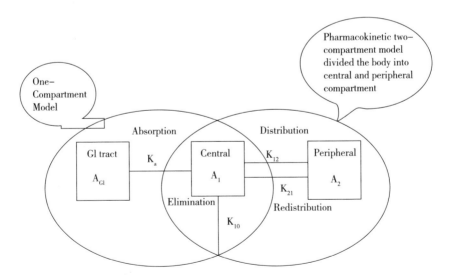

Figure 3   Compartment Model

Endpoints (PK parameters): AUC (Area Under the Curve) (see Figure 4), Cmax (Maximum Concentration observed), Tmax (Time of Maximum concentration observed), half-life (terminal), C_ trough (The lowest (trough) concentration that a drug reaches before the next dose is administered), Clearance (The volume of plasma cleared of the drug per unit time.), Volume (The apparent volume in which a drug is distributed, i. e. the parameter relating drug concentration to drug amount in the body). The effect of the drug is assumed to be related to some measure of exposure (AUC, Cmax, C_trough) (see Table 1).

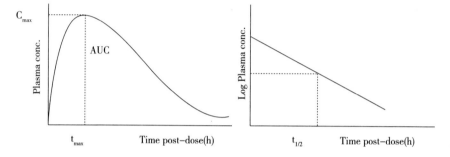

Figure 4　Common measurements used in PK analysis

Source of Data: Twitchett H, Grimsey P. A peak at PK—an introduction to pharmacokinetics [J]. Pharmaceutical Programming, 2012, 5 (1-2): 42-49.

Table 1　The most commonly measured pharmacokinetic metrics

Characteristic	Description	Example value	Symbol	Formula
Dose	Amount of drug administered.	500 mg	D	Design parameter
Dosing interval	Time between drug dose administrations.	24 h	τ	Design parameter
C_{max}	The peak plasma concentration of a drug after administration.	60. 9 mg/L	C_{max}	Direct measurement
t_{max}	Time to reach C_{max}.	3. 9h	t_{max}	Direct measurement
C_{min}	The lowest (trough) concentration that a drug reaches before the next dose is administered.	27. 7 mg/L	$C_{min,ss}$	Direct measurement

续表

Characteristic	Description	Example value	Symbol	Formula
Volume of distribution	The apparent volume in which a drug is distributed (i. e., the parameter relating drug concentration to drug amount in the body).	6.0L	V_d	$=\dfrac{D}{C_0}$
Concentration	Amount of drug in a given volume of plasma.	83.3 mg/L	C_0, C_{ss}	$=\dfrac{D}{V_d}$
Elimination half-life	The time required for the concentration of the drug to reach half of its original value.	12h	$t_{\frac{1}{2}}$	$=\dfrac{\ln(2)}{k_e}$
Elimination rate constant	The rate at which a drug is removed from the body.	0.0578h^{-1}	k_e	$=\dfrac{\ln(2)}{t_{\frac{1}{2}}}=\dfrac{CL}{V_d}$
Infusion rate	Rate of infusion required to balance elimination.	50mg/h	k_{in}	$=C_{ss}\cdot CL$
Area under the curve	The integral of the concentration-time curve (after a single dose or in steady state).	1320mg/L·h	$AUC_{0-\infty}$	$=\int_0^\infty C\mathrm{d}t$
			$AUC_{\tau,ss}$	$=\int_t^{t+\tau} C\mathrm{d}t$
Clearance	The volume of plasma cleared of the drug per unit time.	0.38L/h	CL	$=V_d\cdot k_e=\dfrac{D}{AUC}$
Bioavailability	The systemically available fraction of a drug.	0.8	f	$=\dfrac{AUC_{po}\cdot D_{iv}}{AUC_{iv}\cdot D_{po}}$
Fluctuation	Peak trough fluctuation within one dosing interval at steady state	41.8%	$\%PTF$	$=\dfrac{C_{max,ss}-C_{min,ss}}{C_{ac,ss}}\cdot 100$ where $C_{av,ss}=\dfrac{1}{\tau}AUC_{\tau,ss}$

Source of Data: Pharmacokinetics [PK] metrics [Z]. https://en.wikipedia.org/wiki/Pharmacokinetics.

For example, Sophie Donnet and Adeline Samson (2013) reviewed the examination of the pertinence of stochastic differential equations (SDEs) for pharmacokinetic/pharmacodynamic models. A natural extension of deterministic differential equations model is a system of SDEs, where relevant parameters have been modeled as suitable stochastic processes, or stochastic processes have been added to the driving system equations. The first papers encouraging the introduction of random fluctuations in PK/PD were authored by D Argenio and Park (1997) and Murali Ramanathan M. (1999). The authors underline that PK/PD have contributions from both deterministic and stochastic components: Drug concentrations follow determinable trends but the exact concentration at any given time is not completely determined. For example, Ramanathan M. (1999) proposes a stochastic one-compartment PK model with a variable elimination rate. More sophisticated PK/PD models then have been proposed with multiple compartments, non-linear or time-inhomogeneous absorption or elimination (seen for example Ferrante et al., 2003; Tornøe et al., 2004a; Ditlevsen and De Gaetano, 2005b; Ditlevsen et al., 2005; Picchini et al., 2006).

Although mathematical models for pharmacokinetics have been analyzed since the early seventies, less research has been done in actually formulating them as optimal control problems. A mathematical model for the depletion of bone marrow under cancer chemotherapy is analyzed as an optimal control problem, (Ledzewiczu & Schattler H., 2007).

More and more application researches (Saqlein M. & Alam M., 2018; Oduola W. O. & Li X., 2018; Ledzewicz U & Schattler A., 2007) are done based on these models.

1.1 First-order 1-Compartment Model (Extravascular Administration)

Extravascular administration (Figure 5) is defined as any route other than in-

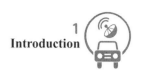

travenous route. When a drug is administered by extravascular route [e. g. oral, i. m. (intramuscular injection), rectal, etc.], absorption is prerequisite for its therapeutic activity. There is more absorption at the site of administration and not too much of drug in the systemic circulation.

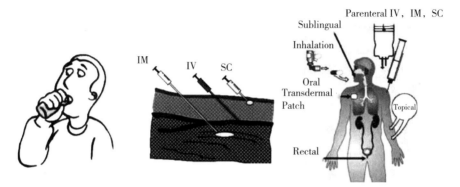

Figure 5   Extravascular Administration

The administration of drugs by the extravascular route is noninvasive and very convenient for patients. As a result, it is the most common, and in most situations, the preferred route of drug administration. Despite the popularity of extravascular dosage forms, they can not be used in all situations. Some of the major reasons that preclude the extravascular route include the destruction of a drug by components of the gastrointestinal fluid and/or its inability to pass through the intestinal membrane; extensive presystemic extraction; an immediate drug action is required; the dose must be administered with great accuracy; or the patient is unconscious, uncooperative, or nauseous. In view of the widespread use of the extravascular route, it is important to appreciate the unique pharmacokinetic characteristics of extravascular administration and understand how these may affect drug response.

In this section we focus on presenting a pharmacokinetic model for extravascular administered drugs and discuss how the various model parameters affect the plasma concentration−time profile. The absorption of drugs from the gastrointestinal tract often follows first−order kinetics. As a result, the pharmacokinetic mo del can be created simply by adding first−order absorption into the central compartment of the one−compartment model. The gastrointestinal tract is represented by a compartment. However, since it is outside the body, the body is still modeled as a single compartment. The amount of drug in the gastrointestinal is influenced only by first−order drug absorption.

This approach models the entire body as a single compartment into which a drug is added by a rapid single dose, or bolus. It is assumed that the drug concentration is uniform in the body compartment at all times, and is eliminated by a first order process that is described by a first−order rate constant K_{10}:

$$\begin{cases} \dfrac{\mathrm{d}A_a}{\mathrm{d}t} = -K_a A_a \\ \dfrac{\mathrm{d}A_c}{\mathrm{d}t} = K_a A_a - K_{10} A_c \end{cases} \quad (1\text{-}1)$$

where

A_a = Amount of drug absorption deposit

A_c = Amount of drug in central compartment

K_a = Absorption rate constant

K_{10} = first−order elimination rate, indicating elimination of drug out of the central compartment into urine, feces, etc. (1/time)

The solution of the equation (1−1) is:

$$\begin{cases} A_a = A_a(0)e^{-K_a t} \\ A_c = \dfrac{K_a A_a(0)}{K_a - K_{10}}(e^{-K_{10}t} - e^{-K_a t}) \end{cases}$$

where $A_a(0)$ is the initial amount of drug in the gastrointestinal tract.

1.2 First−order 2−Compartment Model (Intravenous Dose)

Intravenous therapy (Ⅳ) (Figure 6) is a therapy that delivers liquid substances directly into avein (intra−+ven−+−ous). A peripheral line is used on peripheral veins (the veins in the arms, hands, legs and feet). It's the most common type of IV therapy used. Central IV lines have their catheters that are advanced through a vein and empty into a large central vein (a vein within the torso), usually the superior vena cava, inferior vena cava or, even the right atrium of the heart.

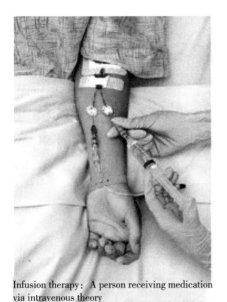

Infusion therapy: A person receiving medication via intravenous theory

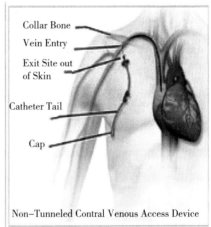

Collar Bone
Vein Entry
Exit Site out of Skin
Catheter Tail
Cap

Non-Tunneled Contral Venous Access Device

Illustration of a Non-tunneled Central venous Access Device

Figure 6　Intravenous Therapy

Intravenous drug administration offers various advantages over other routes of administration:

(1) intravenous (and intra-arterial) drug administration provides the most complete drug availability with a minimal delay;

(2) by controlling the administration rate, constant plasma concentrations can be obtained at a required level;

(3) unexpected side effects observed during the administration period can be halted by stopping the infusion (pleading for an extended infusion time);

(4) compounds that are poorly absorbed by the gastrointestinal tract may be

advantageously administered intravenously;

(5) compounds that are unacceptably painful when administered intramuscularly or subcutaneously may present no difficulties by the intravenous route.

Intravenous administration bypasses absorption barriers. It is potentially the most hazardous route of administration as a high concentration of drug is delivered to organs as rapidly as the rate of injection, which may elicit toxic effects. Intravenous administration is used primarily where a rapid onset of action is required (e. g. anesthesia, emergency medicine), or where a drug cannot be given orally either because of its inherent physicochemical properties or because of patient factors (e. g. the patient is persistently vomiting, is unconscious or is too young to safely swallow solid forms of medication). Drugs in the form of suspensions or oily solutions can not generally be given intravenously.

In common with all parenteral injections, products should be sterile, free of pyrogens, buffered to physiological pH and isotonic.

Pharmacokinetic two-compartment model divided the body into central and peripheral compartment. The central compartment (compartment 1) consists of the plasma and tissues where the distribution of the drug is practically instantaneous. The peripheral compartment (compartment 2) consists of tissues where the distribution of the drug is slower:

$$\begin{cases} \dfrac{\mathrm{d}A_c}{\mathrm{d}t} = -(K_{12} + K_{10})A_c + K_{21}A_p \\ \dfrac{\mathrm{d}A_p}{\mathrm{d}t} = K_{12}A_c - K_{21}A_p \end{cases} \tag{1-2}$$

where

A_c = Amount of drug in central compartment

A_p = Amount of drug in peripheral compartment

K_{10} = first-order elimination rate, indicating elimination of drug out of the central compartment into urine, feces, etc. (1/time)

K_{12} = Rate constant for transfer of drug from the central compartment to the peripheral compartment, the subscript 12 indicates transfer from the fist [central] to the second [peripheral] compartment (1/time)

K_{21} = Rate constant for transfer of drug from the peripheral compartment to the central compartment, the subscript 21 indicates transfer from the second [peripheral] to the fist [central] compartment (1/time)

1.3 Pontryagin's Principle

1.3.1 Hamiltonian

The Hamiltonian of optimal control theory was developed by Lev Pontryagin as part of his investigation into the maximum principle. Pontryagin proved that a necessary condition for solving certain optimal control problems is that the control should be chosen so as to minimize the Hamiltonian.

A control $u(t)$ is to be chosen so as to minimize the objective function

$$J(u) = \Psi(x(T)) + \int_0^T L(x(t), u(t), T(t)\,\mathrm{d}t$$

where $x(t)$ is the system state, which evolves according to the state equations,

$$\dot{x} = f(x(t), u(t), t) \qquad x(0) = x_0 \qquad t \in [0, T]$$

and the control must satisfy the constraint $a \leqslant u(t) \leqslant b$.

Definition 1.1 The Hamiltonian is defined as follows:

$$H(x, \lambda, u, t) = \lambda^T(t) f(x, u, t) + L(x, u, t)$$

where $\lambda(t)$ is a vector of costate variables of the same dimension as the state variable $x(t)$:

$$\dot{\lambda}(t) = -\frac{\partial H}{\partial x}$$

Definition 1.2 When the problem is formulated in discrete time, the Hamiltonian is defined as

$$H(x(t), \lambda(t), u(t), t) = \lambda^T(t+1) f(x(t), u(t), t) + L(x(t), u(t), t)$$

and the costate equations are

$$\lambda(t+1) = -\frac{\partial H(t)}{\partial x} + \lambda(t)$$

[Note that the discrete time Hamiltonian at time t involves the costate variable at time $t+1$. This small detail is essential so that when we differentiate with respect to x we get a term involving $\lambda(t+1)$ on the right hand of the costate equations. Using a wrong convention here can lead to incorrect results, i. e. a costate equation which is not a backwards difference equation].

1. 3. 2　Pontryagin's Maximum (or Minimum) Principle

Pontryagin's maximum (or minimum) principle is used in optimal control theory to find the best possible control for taking a dynamical system from one state to another, especially in the presence of constraints for the state or input controls. It was formulated in 1956 by the Russian mathematician Lev Pontryagin and his students. It has been developed as a special case of the Euler−Lagrange equations of the calculus of variations.

Theorem 1. 1　*Assume $u^*(t)$ is an admissible control that moves the system*

$$\dot{x}_1 = f_1(x_1, x_2, u)$$

$$\dot{x}_2 = f_2(x_1, x_2, u)$$

from an initial state $x^{(0)}$ at time t_0 to a final state $x^{(1)}$ at t_1, where $x^{(0)}$, $x^{(1)}$, t_0 are specified, but not t_1 (determined from the solution). Denote $x^*(t)$ the trajectory of system that comes from the control u^*. Necessary conditions that u^* and $x^*(t)$ be optimal [i.e. that $J = \int_{t_0}^{t_1} f_0(x_1, x_2, u) \, \mathrm{d}t$ is minimal (or maximal) compared to all other admissible controls] is that there exists a vector $\psi = (\psi_0, \psi_1, \psi_2)$ and a function $H = \psi_0 f_0 + \psi_1 f_1 + \psi_2 f_2$ such that the components of ψ satisfy Hamilton's equations for H, i. e.

$$\dot{x}_1 = \frac{\partial H}{\partial \psi_1}, \qquad \dot{x}_2 = \frac{\partial H}{\partial \psi_2}, \qquad \dot{x}_0 = \frac{\partial H}{\partial \psi_0}$$

$$\dot{\psi}_1 = -\frac{\partial H}{\partial x_1} = \psi_0 \frac{\partial f_0}{\partial x_1} + \psi_1 \frac{\partial f_1}{\partial x_1} + \psi_2 \frac{\partial f_2}{\partial x_1}$$

$$\dot{\psi}_2 = -\frac{\partial H}{\partial x_2} = \psi_0 \frac{\partial f_0}{\partial x_2} + \psi_1 \frac{\partial f_1}{\partial x_2} + \psi_2 \frac{\partial f_2}{\partial x_2}$$

$$\dot{\psi}_0 = -\frac{\partial H}{\partial x_0} = 0$$

and

    (1) *for all $t \in [t_0, t_1]$ the function $H(u)$ considered as a function of u is a maximum at u^*.*

    (2) $H(u) = 0$ *and* $\psi_0 \leqslant 0$ *at* $t = t_1$.

1.4   White Noise

    Many processes in nature involve random fluctuations which we have to account for in our models. In principle, everything can be random and the probabilistic structure of these random influences can be arbitrarily complicated. As it turns out, Brownian motion, also called "white noise" (see Figure 7) plays an outstanding role.

    Engineers want the white noise process $\dot{W}(t), t \in \Re$ to have the following properties: a. The random variables $\{\dot{W}(t), t \in \Re\}$ are independent. b. $\dot{W}$ is stationary, that is the distribution of $[\dot{W}(t+t_1), \dot{W}(t+t_2), \cdots, \dot{W}(t+t_n)]$ does not depend on t. c. The expectation $E[\dot{W}(t)]$ is zero.

    Hence, this process is supposed to model independent and identically distributed with zero mean. Mathematicians can prove that such a real valued stochastic process can not have finite variance trajectories $t \mapsto \dot{W}(t)$, except for the trivial process $\dot{W}(t) = 0$.

    Brownian Motions: Any continuous time stochastic process $\{B(t): t \geqslant 0\}$ describing the macroscopic features of a random walk should have the following properties:

    (1) for all times $0 \leqslant t_1 \leqslant t_2 \leqslant \cdots \leqslant t_n$ the random variables

    $B(t_n) - B(t_{n-1})$, $B(t_{n-1}) - B(t_{n-2})$, $\cdots$, $B(t_2) - B(t_1)$

    are independent; we say that the process has *independent increments*.

    (2) the distribution of the increment $B(t+h) - B(t)$ does not depend on t;

MODIFICATION OF THE COMPARTMENTAL PHARMACOKINETIC MODELS

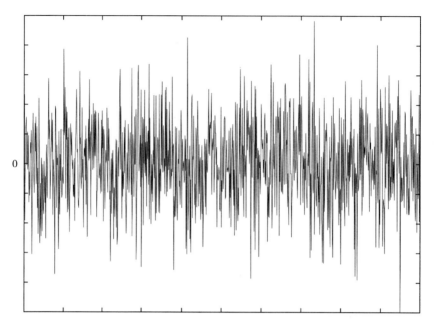

Figure 7　White Noise

we say that the process has *stationary increments.*

(3) the process $\{B(t): t \geqslant 0\}$ has almost surely continuous paths, i. e.

$$P\{\omega : t \to Bt(\omega)\} = 1$$

It follows (with some work) from the central limit theorem that these features imply that there exists a vector $\mu \in \Re^d$ and a matrix $\sum \in \Re^{d\times d}$ such that

(4) for every $t \geqslant 0$ and $h \geqslant 0$ the increment $B(t+h) - B(t)$ is multivariate normally distributed with mean $h\mu$ and covariance matrix $h \sum \sum^T$.

Hence any process with the features 1–3 above is characterised by just three parameters: a. the initial distribution, i. e. the law of $B(0)$; b. the drift vector μ; c. the diffusion matrix $\sum$.

We call the process $\{B(t) : t \geqslant 0\}$ a Brownian motion if the drift vector is zero, and the diffusion matrix is the identity. If $B(0) = 0$, i. e. the motion is

started at the origin, we use the term *standard Brownian motion.*

Suppose we have a standard Brownian motion $\{B(t) : t \geq 0\}$. If X is a random variable with values in $\Re$d, μ a vector and $\sum$ a $d \times d$ matrix, then it is easy to check that $\{\widetilde{B}(t) : t \geq 0\}$ given by

$$\widetilde{B}(t) = \widetilde{B}(0) + \mu t + \sum B(t), \quad for\ t \geq 0$$

is a process with the properties $1-4$ with initial distribution X, drift vector μ and diffusion matrix $\sum$. Hence the macroscopic picture emerging from a random walk can be fully described by a standard Brownian motion. Figure 8 shows the range of a planar Brownian motion.

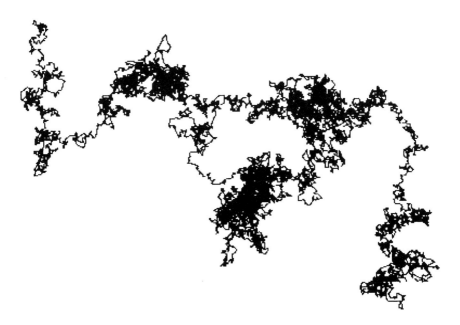

Figure 8   The range $\{B(t) : 0 \leq t \leq 1\}$ of a planar Brownian motion

1.5   Stochastic Differential Equations (SDEs)

1.5.1   The Concept of SDEs

A stochastic differential equation is a differential equation in which one or more of the terms is a stochastic process, resulting in a solution which is also a stochastic process. SDEs are used to model various phenomena such as unstable stock prices or physical systems subject to thermal fluctuations. Typically, SDEs contain a variable which represents random white noise calculated as the derivative of a Brownian motion or a Wiener process. However, it should be noted that other types of random behavior are possible, such as jump processes.

An ordinary differential equation (ODE)

$$\frac{\mathrm{d}x(t)}{\mathrm{d}t} = f(t, x), \quad or \quad \mathrm{d}x(t) = f(t, x)\,\mathrm{d}t \qquad (1-3)$$

with initial conditions $x(t_0) = x_0$ can be written in integral form

$$x(t) = x_0 + \int_{t_0}^{t} f(s, x(s))\,\mathrm{d}s \qquad (1-4)$$

where $x(t) = x(t, x_0, t_0)$ is the solution with initial conditions $x(t_0) = x_0$. An example of ODE is given by

$$\frac{\mathrm{d}x(t)}{\mathrm{d}t} = a(t)x(t), \qquad x(t_0) = x_0 \qquad (1-5)$$

When we take the ODE (1-5) and assume that $a(t)$ is not a deterministic parameter but rather a stochastic parameter, we get a stochastic differential equation (SDE). In this case, the stochastic parameter $a(t)$ is given as

$$a(t) = f(t) + h(t)\xi(t) \qquad (1-6)$$

where $\xi(t)$ denotes a white noise process.

Thus, we obtain

$$\frac{\mathrm{d}X(t)}{\mathrm{d}t} = f(t)X(t) + h(t)X(t)\xi(t) \qquad (1-7)$$

When we write (1-7) in the differential form, and use $\mathrm{d}W(t) = \xi(t)\,\mathrm{d}t$,

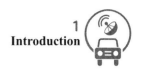
where $dW(t)$ denotes the differential form of the Brownian motion, we have

$$dX(t) = f(t)X(t)dt + h(t)X(t)dW(t) \qquad (1-8)$$

In general, an SDE is written as

$$dX(t,\omega) = f(t,X(t,\omega))dt + g(t,X(t,\omega))dW(t,\omega) \qquad (1-9)$$

where ω denotes that $X = X(t,\omega)$ is a random variable, and verifies the initial condition $X(0,\omega) = X_0$ with probability one. As an example

$$dY(t,\omega) = \mu(t)dt + \sigma(t)dW(t,\omega) \qquad (1-10)$$

Furthermore, $f(t, X(t,\omega)) \in \Re$, $g(t, X(t,\omega)) \in \Re$, and $W(t,\omega) \in \Re$. Similarly as in $(1-4)$, we may write $(1-9)$ as integral equation

$$X(t,\omega) = X_0 + \int_0^t f(s,X(s,\omega))\,ds + \int_0^t g(s,X(s,\omega))\,dW(s,\omega) \qquad (1-11)$$

For the calculation of the stochastic integral $\int_0^T g(t,X(t,\omega))\,dW(t,\omega)$, we assume that $g(t,\omega)$ is only changed at discrete time points t_i $(i = 1,2,3,\cdots,N-1)$, where $0 = t_0 < t_1 < t_2 < \cdots < t_{N-1} < t_N = T$. We define the integral

$$S = \int_0^T g(t,\omega)\,dW(t,\omega)$$

as the limit for $N \to \infty$, of the Riemann Sum

$$S_N(\omega) = \sum_{i=1}^N g(t_{i-1},\omega)(W(t_i,\omega) - W(t_{i-1},\omega))$$

A random variable S is called the *Itô integral* of a stochastic process $g(t,\omega)$ with respect to the Brownian motion $W(t,\omega)$ on the interval $[0, T]$ if

$$\lim_{N\to\infty} E[S - \sum_{i=1}^N g(t_{i-1},\omega)(W(t_i,\omega) - W(t_{i-1},\omega))]$$

for each sequence of partitions $(t_0, t_1, \cdots, t_N)$ of the interval $[0, T]$ such that $\max_i(t_i - t_{i1}) \to 0$. The limit in the above definition converges to the stochastic integral in the mean-square sense. Thus, the stochastic integral is a random variable, the samples of which depend on the individual realizations of the paths $W(.,\omega)$.

Theorem 1.2 (*The 1-dimensional Itô formula*) Let X_t be an Itô process given by

$$dX_t = udt + vdB_t$$

Let $g(t, x) \in C^2[0, \infty) \times \Re)$ (*i. e. g is twice continuously differentiable on* $[0, \infty) \times \Re)$, *Then*

$$Y_t = g(t, X_t)$$

is again an Itô process, and

$$dY_t = \frac{\partial g}{\partial t}(t, X_t)dt + \frac{\partial g}{\partial x}(t, X_t)dX_t + \frac{1}{2}\frac{\partial^2 g}{\partial x^2}(t, X_t) \cdot (dX_t)^2$$

where $(dX_t)^2 = (dX_t) \cdot (dX_t)$ *is computed according to the rules*

$$dt \cdot dt = dt \cdot dBt = dBt \cdot dt = 0, \ dBt \cdot dBt = dt$$

1.5.2 Stability of the SDEs

In 1892, A. M. Lyapunov introduced the concept of stability of a dynamic system. The stability means insensitivity of the state of the system to small changes in the initial state or the parameters of the system. For a stable system, the trajectories which are close to each other at a specific instant should therefore remain close to each other at all subsequent instants.

Lyapunov developed a methods for determining stability without solving the equation. We are used the second Lyapunov method: Let K denote the family of all continuous nondecreasing functions $\mu : \Re_+ \to \Re_+$ such that $\mu(0) = 0$ and $\mu(r) > 0$ if $r > 0$. For $h > 0$, let $S_h = \{x \in \Re^n : |x| < h\}$. A continuous function $V(x,t)$ defined on $S_h \times [t_0, \infty)$ is said to be positive-definite (in the sense of Lyapunov) if $V(0, t) \equiv 0$ and, for some $\mu \in K, V(x, t) \geq \mu(|x|)$ for all $(x,t) \in S_h \times [t_0, \infty)$.

A function $V(x, t)$ is said to be negative-definite if $-V(x, t)$ is positivedefinite. A continuous non-negative function $V(x, t)$ is said to be decrescent (i. e. to have an arbitrary small upper bound) if for some $\mu \in K, V(x, t) \leq \mu(|x|)$ for all $(x, t) \in S_h \times [t_0, \infty)$.

A function $V(x, t)$ defined on $\Re^n \times [t_0, \infty)$ is said to be radially unbounded if $\lim\limits_{|x| \to \infty} \left(\inf\limits_{t \geq t_0} V(x,t) \right) = \infty.$

Let $B_t = (B_1(t), \cdots, B_m(t))$ be an m-dimentional Brownian motion, and $b : [0,T] \times \Re^n \to \Re^n$, $\sigma : [0,T] \times \Re^n \to \Re^{n \times m}$ be measurable functions. Suppose the process $X_t = (X_1(t), \cdots, X_m(t))$, $t \in [0,T]$ solves the SDE

$$dX_t = b(t, X_t)dt + \sigma(t, X_t)dB_t \qquad (1-12)$$

where $b(t, X_t) \in \Re^n$, $\sigma(t, X_t)dB_t \in \Re^n$.

Definition 1.3 The trivial solution of equation $(1-12)$ is said to be

(i) *stochastically stable* or *stable in probability* if for every pair of $\epsilon \in (0, 1)$ and $r > 0$, there exists $\delta = \delta(\epsilon, r, t_0) > 0$ such that
$$P\{ | x (t, t_0, x_0) | < r\} \geqslant 1-\epsilon$$
for all $t \geqslant t_0$, whenever $| x_0 | < \delta$. Otherwise, it is said to be *stochastically unstable*.

(ii) *stochastically asymptotically stable* if it is stochastically stable and, moreover, for every $\epsilon \in (0, 1)$, there exists $\delta_0 = \delta_0 (\epsilon, t_0) > 0$ such that
$$P\{ \lim_{t \to \infty} x(t, t_0, x_0) = 0\} \geqslant 1 - \epsilon$$
whenever $| x_0 | < \delta$.

(iii) *stochastically asymptotically stable in the large* if it is stochastically stable and, moreover, for all $x_0 \in R^n$
$$P\{ \lim_{t \to \infty} x(t, t_0, x_0) = 0\} = 1$$

Let $0 < h \leqslant \infty$. Denote by $C^{2,1}$ ($S_h \times \Re_+$, $\Re_+$) the family of all nonnegative functions $V(x, t)$ defined on $S_h \times \Re_+$ such that they are continuously twice differentiable in x and once in t. Define the differential operator L by

$$L = \frac{\partial}{\partial t} + \sum_{i=1}^{n} \frac{\partial}{\partial x_i}(t, X_t)b_i(x, t) + \frac{1}{2} \sum_{i,j=1}^{n} \frac{\partial^2}{\partial x_i \partial x_j}[\sigma(t, x)\sigma^T(t, x)]_{ij}$$

Theorem 1.3 *If there exists a positive-definite*

(i) *function* $V(x, t) \in C^{2,1}$ ($S_h \times [t_0, \infty)$, $\Re^+$) *such that* $LV(x, t) \leqslant 0$ *for all* $(x, t) \in S_h \times [t_0, \infty)$, *then the trivial solution of equation* $(1-12)$ *is stochastically stable.*

(ii) *decrescent function* $V(x, t) \in C^{2,1}$ ($S_h \times [t_0, \infty)$, $\Re^+$) *such that* $LV(x, t)$ *is negative-definite, then the trivial solution of equation* $(1-12)$ *is stochastically asymptotically stable.*

(iii) *decrescent radially unbounded function* $V(x, t) \in C^{2,1}$ ($S_h \times [t_0, \infty)$, $\Re^+$) *such that* $LV(x, t)$ *is negative-definite, then the trivial solution of equation* $(1-12)$ *is stochastically asymptotically stable in the large.*

Theorem 1. 4 If $\sum\limits_{i=1}^{d} = B_i^T B_i + A + A^T$ is negative-definite, then for any suffi-ciently small stepsize $\triangle$, the Euler–Maruyama (EM) approximate solution of the linear SDE

$$\mathrm{d}y(t) = [Ay(t) + a]\mathrm{d}t + \sum_{i=1}^{d}[B_iy(t) + b_i]\mathrm{d}w^i(t), \quad t \geqslant 0$$

[where the initial value $y(0) = x \in \mathfrak{R}^n$. Here A and $B_i's$ are all the $n{\times}n$ matrices while a and $b_i's$ are n-dimensional vectors.] is stable in distribution. In particu-lar, for a scalar linear SDE

$$\mathrm{d}y(t) = [\alpha y(t) + a]\,\mathrm{d}t + \sum_{i=1}^{d}[\beta_i y(t) + b_i]\mathrm{d}w^i(t), \quad t \geqslant 0$$

where α, a, β_i, b_i are all real numbers, its EM approximate solution is stable in distribution if $2\alpha + \sum\limits_{i=1}^{d}\beta_i^2 < 0$ and the stepsize $\triangle$ is sufficiently small.

1. 6   Magnus Expansion

In mathematics and physics, the Magnus expansion, named after Wilhelm Magnus (1907 ~ 1990), provides an exponential representation of the solution of a first order homogeneous linear differential equation for a linear operator. In particular, it furnishes the fundamental matrix of a system of linear ordinary differential equations of order n with varying coefficients. The exponent is aggre-gated as an infinite series whose terms involve multiple integrals and nested com-mutators.

1. 6. 1   Bernoulli Number

Definition 1. 4   The Bernoulli numbers B_n are a sequence of signed rational numbers that can be defined by the exponential generating function

$$\frac{x}{e^x - 1} \equiv \sum_{n=0}^{\infty}\frac{B_n x^n}{n!}$$

These numbers arise in the series expansions of trigonometric functions, and are extremely important in number theory and analysis.

There are actually two definitions for the Bernoulli numbers. To distinguish them, the Bernoulli numbers as defined in modern usage (National Institute of Standards and Technology convention) are written B_n, while the Bernoulli numbers encountered in older literature are written B_n^*. In each case, the Bernoulli numbers are a special case of the Bernoulli polynomials $B_n(x)$ or $B_n^*(x)$ with $B_n = B_n(0)$ and $B_n^* = B_n^*(0)$.

The Bernoulli number and polynomial should not be confused with the Bell numbers and Bell polynomial, which are also commonly denoted Bn and $B_n(x)$, respectively.

Bernoulli numbers defined by the modern definition are denoted B_n and sometimes called "even – index" Bernoulli numbers. These are the Bernoulli numbers returned, for example, by the Wolfram Language function Bernoulli $B[n]$.

The Bernoulli number B_n can be defined also by the contour integral

$$B_n = \frac{n!}{2\pi i} \oint \frac{z}{e^z - 1} \frac{dz}{z^{n+1}}$$

where the contour encloses the origin, has radius less than 2π (to avoid the poles at $\pm 2\pi i$), and is traversed in a counterclockwise direction.

The first few Bernoulli numbers B_n are

$$B_0 = 1, \quad B_1 = -\frac{1}{2}, \quad B_2 = \frac{1}{6}, \quad B_4 = -\frac{1}{30}, \quad B_6 = \frac{1}{42}, \quad B_8 = -\frac{1}{30},$$

$$B_{10} = \frac{5}{66}, \quad B_{12} = -\frac{691}{2730}, \quad B_{14} = \frac{7}{6}, \quad B_{16} = -\frac{3617}{510}, \quad B_{18} = \frac{43867}{798},$$

$$B_{20} = -\frac{174611}{330}, \quad B_{22} = \frac{854513}{138}$$

with $B_{2n+1} = 0$ for n = 1, 2, $\cdots$ (see Figure 9).

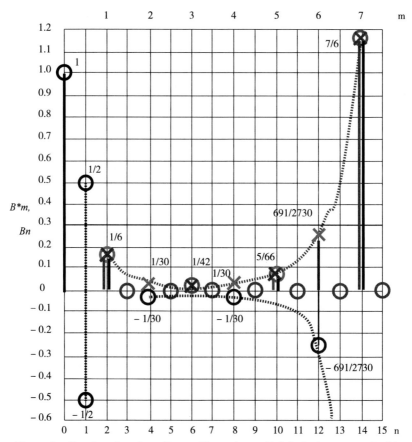

Figure 9 **Graphs of modern Bernoulli numbers, B (circles) compared with Bernoulli numbers in older literature, B ∗ (crosses) (Weisstein 2016)**

1.6.2 Magnus Approach and Its Interpretation

Given the $n \times n$ coefficient matrix $A(t)$, one wishes to solve the initial value problem associated with the linear ordinary differential equation

$$Y'(t) = A(t)Y(t), \quad Y(t_0) = Y_0$$

for the unknown n-dimensional vector function $Y(t)$.

When $n = 1$, the solution simply reads

$$Y(t) = \exp\left(\int_{t_0}^t A(s)\mathrm{d}s\right) Y_0$$

This is still valid for $n > 1$ if the matrix $A(t)$ satisfies $A(t_1)A(t_2) = A(t_2)A(t_1)$ for any pair of values of t, t_1 and t_2. In particular, this is the case if the matrix A is independent of t. In the general case, however, the expression above is no longer the solution of the problem.

The approach introduced by Magnus, to solve the matrix initial value problem, is to express the solution by means of the exponential of a certain $n \times n$ matrix function $\Omega(t, t_0)$

$$Y(t) = \exp(\Omega(t, t_0))Y_0$$

which is subsequently constructed as a series expansion

$$\Omega(t) = \sum_{k=1}^{\infty} \Omega_k(t)$$

where, for simplicity, it is customary to write $\Omega(t)$ for $\Omega(t, t_0)$ and to take $t_0 = 0$.

Magnus appreciated that, since $(\frac{d}{dt}e^{\Omega})e^{-\Omega} = A(t)$, using a Poincar Hausdorff matrix identity, he could relate the time-derivative of Ω to the generating function of Bernoulli numbers (1.6.1) and the adjoint endomorphism of Ω

$$\Omega' = \frac{ad_{\Omega}}{\exp(ad_{\Omega}) - 1}A$$

to solve for Ω recursively in terms of A, "in a continuous analog of the CBH expansion", as outlined in a subsequent section.

The equation above constitutes the Magnus expansion or Magnus series for the solution of matrix linear initial value problem. The first four terms of this series read

$$\Omega_1(t) = \int_0^t A(t_1)dt_1$$

$$\Omega_2(t) = \frac{1}{2}\int_0^t dt_1 \int_0^{t_1} dt_2 [A(t_1), A(t_2)]$$

$$\Omega_3(t) = \frac{1}{6}\int_0^t dt_1 \int_0^{t_1} dt_2 \int_0^{t_2} dt_3 \left([A(t_1), [A(t_2), A(t_3)]] + [A(t_3), [A(t_2), A(t_1)]]\right)$$

$$\Omega_4(t) = \frac{1}{12}\int_0^t dt_1 \int_0^{t_1} dt_2 \int_0^{t_2} dt_3 \int_0^{t_3} dt_4 \left([[[A(t_1), A(t_2)], A(t_3)], A(t_4)] + \right.$$

$$[A(t_1), [[A(t_2), A(t_3)], A(t_4)]] + [A(t_1), [A(t_2), [A(t_3), A(t_4)]]]] +$$

$$\left. [A(t_2), [A(t_3), [A(t_4), A(t_1)]]]\right)$$

where $[A, B] \equiv AB - BA$ is the matrix commutator of A and B.

These equations may be interpreted as follows: $\Omega_1(t)$ coincides exactly with the exponent in the scalar $(n=1)$ case, but this equation cannot give the whole solution. If one insists in having an exponential representation (Lie group), the exponent needs to be corrected. The rest of the Magnus series provides that correction systematically: Ω or parts of it are in the Lie algebra of the Lie group on the solution.

In applications, one can rarely sum exactly the Magnus series and one has to truncate it to get approximate solutions. The main advantage of the Magnus proposal is that the truncated series very often shares important qualitative properties with the exact solution, at variance with other conventional perturbation theories. For instance, in classical mechanics the symplectic character of the time evolution is preserved at every order of approximation. Similarly, the unitary character of the time evolution operator in quantum mechanics is also preserved (in contrast, e. g., to the Dyson series solving the same problem).

1. 6. 2. 1　Convergence of the expansion

From a mathematical point of view, the convergence problem is the following: Given a certain matrix $A(t)$, when can the exponent $\Omega(t)$ be obtained as the sum of the Magnus series?

A sufficient condition for this series to converge for $t \in [0, T)$ is

$$\int_0^T \|A(s)\|_2 \, ds < \pi$$

where $\| \cdot \|_2$ denotes a matrix norm. This result is generic, in the sense that one may construct specific matrices $A(t)$ for which the series diverges for any $t > T$.

1. 6. 2. 2　Magnus generator

A recursive procedure to generate all the terms of Ω_k utilizes the matrices $S_n^{(k)}$, is defined recursively through

$$S_n^{(j)} = \sum_{m=1}^{n-j} \left[\Omega_m, S_{n-m}^{(j-1)} \right], \qquad 2 \leqslant j \leqslant n-1$$

$$S_n^{(1)} = [\Omega_{n-1}, A], \qquad S_n^{(n-1)} = \mathrm{ad}_{\Omega_1}^{n-1}(A)$$

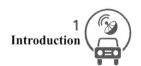

which then furnish

$$\Omega_1 = \int_0^t A(\tau)\,\mathrm{d}\tau$$

$$\Omega_n = \sum_{j=1}^{n-1} \frac{B_j}{j!} \int_0^t S_n^{(j)}(\tau)\,\mathrm{d}\tau, \qquad n \geqslant 2$$

Here, ad_Ω^k (the adjoint endomorphism of Ω) is a shorthand for an iterated commutator

$$ad_\Omega^0 A = A, \qquad ad_\Omega^{k+1} A = \left[\Omega, ad_\Omega^k\right]$$

while B_j's are the Bernoulli numbers (1.6.1) with $B_1 = -1/2$.

Finally, when this recursion is worked out explicitly, it is possible to express $\Omega_n(t)$ as a linear combination of n-fold integrals of $n-1$ nested commutators involving n matrices A

$$\Omega_n(t) = \sum_{j=1}^{n-1} \frac{B_j}{j!} \sum_{\substack{k_1+\cdots+k_j=n-1 \\ k_1 \geqslant 1,\cdots,k_j \geqslant 1}} \int_0^t ad_{\Omega_{k_1}(\tau)} ad_{\Omega_{k_2}(\tau)} \cdots ad_{\Omega_{k_j}(\tau)} A(\tau)\,\mathrm{d}\tau \qquad n \geqslant 2$$

an expression which becomes increasingly intricate with n.

1.7　Gronwall Lemma

The Gronwall lemma is a fundamental estimate for (nonnegative) functions on one real variable satisfying a certain differential inequality. The lemma is extensively used in several areas of mathematics where evolution problems are studied (e. g. partial and ordinary differential equations, continuous dynamical systems) to bound quantities which depend on time.

The most elementary version of the inequality is stated in the following:

Theorem 1.5　*Let $\phi : [0, T] \to \Re$ be a nonnegative differentiable function for which there exists a constant C such that*

$$\phi'(t) \leqslant C\phi(t) \quad \textit{for all } t \in [0, T]$$

Then

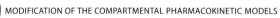

$$\phi(t) \leqslant e^{Ct}\phi(0) \quad \textit{for all } t \in [0, T]$$

A more general version of this theorem assumes the inequality $\phi'(t) \leqslant C\phi(t)$ (where C is a nonnegative summable function): The conclusion is then the bound

$$\phi(t) \leqslant \phi(0) \exp\left(\int_0^t C\tau d\tau\right)$$

The assumption of differentiability can be severely relaxed and this is of great importance since often the function ϕ is not known to be differentiable or it is known to be differentiable only in a weak sense. In many situations ϕ is for instance:

(i) only absolutely continuous, in which case $\phi'(t) \leqslant C\phi(t)$ is assumed to hold for almost every t;

(ii) only a function of bounded variation, in which case $\phi'(t) \leqslant C\phi(t)$ is assumed to hold almost everywhere and, in addition, the singular part of the distributional derivative of ϕ is assumed to be a nonpositive measure.

❷

Using Optimal Control Theory
to Study the First Order
Compartment Models

Most of the absorption takes place in the intestine mainly because the intestine offers a large surface area for drug uptake. The residence time of the drug in the stomach may vary depending on the time for gastric emptying. The latter is affected by food uptake, other drugs, and other factors. Due to the acidic nature of the stomach mucosa, and the presence of enzymes such as pepsin, drugs may be degraded before they are absorbed. The presence of fatty foods can also lead to increased gastric emptying time, which can lead to degradation or reduced absorption of some drugs. Thus it's reasonable to restrain the above factors in a suitable level.

2. 1 Using Optimal Control Theory to Study the
First-order 1-Compartment Model

We add a control vector to equation (1-1) of the first-order 1-compartment model, and derive the following first-order 1-compartment optimal control model

$$\begin{cases} \dfrac{\mathrm{d}A_a}{\mathrm{d}t} = -K_a A_a + \alpha u \\[2mm] \dfrac{\mathrm{d}A_c}{\mathrm{d}t} = K_a A_a - K_{10} A_c + \beta u \end{cases} \qquad (2\text{-}1)$$

Let $A := \begin{bmatrix} a_{11} & a_{12} \\ a_{21} & a_{22} \end{bmatrix} := \begin{bmatrix} -K_a & 0 \\ K_a & -K_{10} \end{bmatrix}$, $x := \begin{bmatrix} x_1 \\ x_2 \end{bmatrix} := \begin{bmatrix} A_a \\ A_c \end{bmatrix}$, and $B :=$

$\begin{bmatrix} b_1 \\ b_2 \end{bmatrix} := \begin{bmatrix} \alpha \\ \beta \end{bmatrix}$

By Von Karman controllability, the necessary condition for controllability is that the matrix $[B \ AB]$ has full rank, i. e. , $|B \ AB| \neq 0$, i. e.

$$\begin{vmatrix} \alpha & \begin{bmatrix} -K_a & 0 \\ K_a & -K_{10} \end{bmatrix} \begin{pmatrix} \alpha \\ \beta \end{pmatrix} \\ \beta & \end{vmatrix}$$

$$= \begin{vmatrix} \alpha & -K_a \alpha \\ \beta & K_a \alpha - K_{10} \beta \end{vmatrix}$$

$$= \alpha(K_a \alpha - K_{10}\beta) + K_a \alpha \beta$$

$$\neq 0$$

i. e. , $K_a \alpha^2 \neq (K_{10} - K_a)\alpha\beta$ which implies $\alpha \neq 0$ and $K_a \alpha \neq (K_{10} - K\alpha)\beta$.

The fact is that maximizing the Hamiltonian function H with respect to u, is only possible if u is bounded, i. e. $|u| \leqslant u_0$ for some u_0.

Then we can write

$$\begin{cases} \dfrac{\mathrm{d}A_a}{\mathrm{d}t} = -K_a A_a + \alpha u \\[2mm] \dfrac{\mathrm{d}A_c}{\mathrm{d}t} = K_a A_a - K_{10} A_c + \beta u \end{cases}$$

in matrix notation as $\dot{x} = Ax + Bu$.

By the Pontryagin's Principle (Theorem 1. 1) , the cost is t_1 (the time between two treatments) , and has to be in the form

$$J = \int_0^{t_1} f_0(x_1, x_2, u)\mathrm{d}t$$

Choose $f_0 = 1$, (i. e. time optimal control) by convention $\psi_0 = -1$, so

$$f_0(x_1, x_2, u) = 1$$

$$f_1(x_1, x_2, u) = -K_a x_1 + \alpha u$$

$$f_2(x_1, x_2, u) = K_a x_1 - K_{10} x_2 + \beta u$$

then the Hamiltonian is

$$H = \psi_0 f_0 + \psi_1 f_1 + \psi_2 f_2$$
$$= -1 + \psi_1(-K_a x_1 + \alpha u) + \psi_2(K_a x_1 - K_{10} x_2 + \beta u)$$
$$= -1 - \psi_1 K_a x_1 + \psi_2(K_a x_1 - K_{10} x_2) + (\psi_1 \alpha + \psi_2 \beta)u$$

So

$$\dot{\psi}_1 = -\frac{\partial H}{\partial x_1} = \psi_1 K_a - \psi_2 K_a$$

$$\dot{\psi}_2 = -\frac{\partial H}{\partial x_2} = \psi_2 K_{10}$$

Thus

$$\dot{\psi} := \begin{pmatrix} \dot{\psi}_1 \\ \dot{\psi}_2 \end{pmatrix} = \begin{bmatrix} K_a & -K_a \\ 0 & K_{10} \end{bmatrix} \begin{pmatrix} \psi_1 \\ \psi_2 \end{pmatrix} = -A^T \psi$$

i. e.

$$\dot{\psi} = -A^T \psi$$

From Pontryagin's Maximum Principle (Theorem 1.1), the optimal control u^* maximizes H as a function of u. Since H is linear in u and $|u| \leqslant u_0$, the maximum value of H is at $u^* = u_0$ if $\psi_1 \alpha + \psi_2 \beta > 0$, and at $u^* = -u_0$ if $\psi_1 \alpha + \psi_2 \beta < 0$; that is

$$u^*(t) = sign(\psi_1 \alpha + \psi_2 \beta) u_0$$

$\dot{\psi}_2 = \psi_2 K_{10}$ implies $\psi_2 = C_2 e^{K_{10}t}$ (where C_2 is a constant), substitute it to $\dot{\psi}_1 = -\frac{\partial H}{\partial x_1} = \psi_1 K_a - \psi_2 K_a$, we get

$$\dot{\psi}_1 = \psi_1 K_a - C_2 K_a e^{K_{10}t}$$

i. e.

$$\dot{\psi}_1 - \psi_1 K_a = -C_2 K_a e^{K_{10}t}$$

Pick $v(t) = e^{-K_a t}$, then by the formula of ODE's solution, we get

$$\psi_1 = \frac{1}{v(t)} \int v(t)(-C_2 K_a e^{K_{10} t})\, dt$$

$$= -\frac{1}{e^{-K_a t}} \int e^{-K_a t} C_2 K_a e^{K_{10} t}\, dt$$

$$= -C_2 K_a e^{K_a t} \int e^{(K_{10} - K_a)t}\, dt$$

$$= -C_2 K_a e^{K_a t} \left(\frac{1}{K_{10} - K_a} e^{(K_{10} - K_a)t} + C_1 \right)$$

$$= -\frac{C_2 K_a e^{K_{10} t}}{K_{10} - K_a} - C_1 C_2 K_a e^{K_a t}$$

The necessary condition for t being a switching time is that t satisfies

$$\psi_1 \alpha + \psi_2 \beta = 0$$

i. e.

$$\left(-\frac{C_2 K_a e^{K_{10} t}}{K_{10} - K_a} - C_1 C_2 K_a e^{K_a t} \right) \alpha + C_2 e^{K_{10} t} \beta = 0$$

$$\implies \left(\frac{K_a e^{K_{10} t}}{K_{10} - K_a} + C_1 K_a e^{K_a t} \right) \alpha = e^{K_{10} t} \beta$$

$$\implies \left(\frac{K_a \alpha}{K_{10} - K_a} - \beta \right) e^{K_{10} t} \beta = -C_1 \alpha K_a e^{K_a t}$$

$$\implies \frac{e^{K_a t}}{e^{K_{10} t}} = \frac{\dfrac{K_a \alpha}{K_{10} - K_a} - \beta}{-C_1 \alpha K_a}$$

i. e.

$$e^{(K_a - K_{10})t} = \frac{\dfrac{K_a \alpha}{K_{10} - K_a} - \beta}{-C_1 \alpha K_a}$$

$$\implies (K_a - K_{10})t = \ln \left(\frac{\dfrac{K_a \alpha}{K_{10} - K_a} - \beta}{-C_1 \alpha K_a} \right)$$

$$\implies t = \frac{1}{K_a - K_{10}} \ln \left(\frac{\dfrac{K_a \alpha}{K_{10} - K_a} - \beta}{-C_1 \alpha K_a} \right)$$

i. e. , there is at most one switch.

Optimal trajectories satisfy

$$\dot{x} = Ax + Bu^*, \quad u^* = \pm u_0$$

$$|\lambda I - A| = \begin{vmatrix} \lambda + K_a & 0 \\ -K_a & \lambda + K_{10} \end{vmatrix} = (\lambda + K_a)(\lambda + K_{10}) = 0$$

so $\lambda_1 = -K_a$, $\lambda_2 = -K_{10}$

The equilibrium point P^+ for $u^* = u_0$ is

$$P^+ := \begin{pmatrix} x_1 \\ x_2 \end{pmatrix} := \begin{pmatrix} \frac{a_{12}b_2u_0 - a_{22}b_1u_0}{det(A)} \\ \frac{a_{21}b_1u_0 - a_{11}b_2u_0}{det(A)} \end{pmatrix} = \begin{pmatrix} \frac{\alpha u_0}{K_a} \\ \frac{(\alpha+\beta)u_0}{K_{10}} \end{pmatrix} \quad (2\text{-}2)$$

The equilibrium point P^- for $u^* = -u_0$ is

$$P^- := \begin{pmatrix} x_1 \\ x_2 \end{pmatrix} := \begin{pmatrix} \frac{a_{22}b_1u_0 - a_{12}b_2u_0}{det(A)} \\ \frac{a_{11}b_2u_0 - a_{21}b_1u_0}{det(A)} \end{pmatrix} = \begin{pmatrix} -\frac{\alpha u_0}{K_a} \\ -\frac{(\alpha+\beta)u_0}{K_{10}} \end{pmatrix}$$

If both $\lambda_1 = -K_a$ and $\lambda_2 = -K_{10}$ are negative, then the positive and negative phase-planes have stable nodes at $P^+ = \begin{pmatrix} \frac{\alpha u_0}{K_a} \\ \frac{(\alpha+\beta)u_0}{K_{10}} \end{pmatrix}$ and $P^- = \begin{pmatrix} -\frac{\alpha u_0}{K_a} \\ -\frac{(\alpha+\beta)u_0}{K_{10}} \end{pmatrix}$, respectively.

If both $\lambda_1 = -K_a$ and $\lambda_2 = -K_{10}$ are nonnegative, then the positive and negative phase-planes have unstable nodes at $P^+ = \begin{pmatrix} \frac{\alpha u_0}{K_a} \\ \frac{(\alpha+\beta)u_0}{K_{10}} \end{pmatrix}$ and $P^- = \begin{pmatrix} -\frac{\alpha u_0}{K_a} \\ -\frac{(\alpha+\beta)u_0}{K_{10}} \end{pmatrix}$, respectively.

If only one of $\lambda_1 = -K_a$ and $\lambda_2 = -K_{10}$ is negative, then the positive and negative phase-planes have saddle points at $P^+ = \begin{pmatrix} \frac{\alpha u_0}{K_a} \\ \frac{(\alpha+\beta)u_0}{K_{10}} \end{pmatrix}$ and $P^- = \begin{pmatrix} -\frac{\alpha u_0}{K_a} \\ -\frac{(\alpha+\beta)u_0}{K_{10}} \end{pmatrix}$, respectively.

To transfer x from x_0 to its final target, which we assume to be the origin in minimum time, the phase point x must travel along a C^+ path (path with $u^* = u_0$) or a C^- path (path with $u^* = -u_0$), and can switch from one to another at most once. There is only one C^+ path going to the origin, which we denote by Γ^+. Moreover, there is only one C^- path the origin, which we denote by Γ^-. We must arrive at the origin on one of these two paths.

The slope of these curves at the origin is

$$\frac{x_2}{dx_1}\bigg|_{(0,0)} = \frac{dA_c}{dA_a}\bigg|_{(0,0)} = \frac{K_aA_a - K_{10}A_c + \beta u}{-K_aA_a + \alpha u}\bigg|_{(0,0)} = \frac{\beta}{\alpha}$$

For the positive phase-plane, we shift the origin from $(0, 0)$ to $P^+ = \begin{pmatrix} \frac{\alpha u_0}{K_a} \\ \frac{(\alpha+\beta)u_0}{K_{10}} \end{pmatrix}$

by defining $\begin{cases} \xi_1 = A_a - \dfrac{\alpha u_0}{K_a} \\ \xi_2 = A_c - \dfrac{(\alpha + \beta)u_0}{K_{10}} \end{cases}$, so that $\begin{cases} \dfrac{\mathrm{d}A_a}{\mathrm{d}t} = -K_a A_a + \alpha u, \\ \dfrac{\mathrm{d}A_c}{\mathrm{d}t} = K_a A_a - K_{10}A_c + \beta u. \end{cases}$ becomes

$\begin{cases} \dot\xi_1 = -K_a \xi_1, \\ \dot\xi_2 = K_a \xi_1 - K_{10}\xi_2. \end{cases}$. It implies $\dfrac{\mathrm{d}\xi_2}{\mathrm{d}\xi_1} = \dfrac{K_a \xi_1 - K_{10}\xi_2}{-K_a \xi_1}$. This equation is homogene-

ous, and can therefore be solved by substituting $\xi_1 w$ for ξ_2 to obtain

$$\frac{\mathrm{d}\xi_2}{\mathrm{d}\xi_1} = \frac{\xi_1 \mathrm{d}w + w\mathrm{d}\xi_1}{\mathrm{d}\xi_1} = \frac{K_a \xi_1 - K_{10}\xi_2}{-K_a \xi_1} = \frac{K_a \xi_1 - K_{10}\xi_1 w}{-K_a \xi_1} = \frac{K_a - K_{10}w}{-K_a}$$

i. e.

$$\xi_1 \mathrm{d}w + w\mathrm{d}\xi_1 = \frac{K_a - K_{10}w}{-K_a}\mathrm{d}\xi_1$$

$$\Rightarrow \xi_1 \mathrm{d}w = (\frac{K_a - K_{10}w}{-K_a} - w)\mathrm{d}\xi_1 = \frac{K_a - (K_{10} - K_a)w}{-K_a}\mathrm{d}\xi_1 = \frac{(K_{10} - K_a)w - K_a}{K_a}\mathrm{d}\xi_1$$

$$\Rightarrow \frac{\mathrm{d}\xi_1}{\xi_1} = \frac{K_a}{(K_{10} - K_a)w - K_a}\mathrm{d}w$$

$$\Rightarrow \int \frac{\mathrm{d}\xi_1}{\xi_1} = \int \frac{K_a}{(K_{10} - K_a)w - K_a}\mathrm{d}w$$

$$\Rightarrow \xi_1 = C|(K_{10} - K_a)w - K_a|^{\frac{K_a}{K_{10}-K_a}}, \text{ where } C \text{ is a constant.}$$

$$\Rightarrow \xi_1 = C|(K_{10} - K_a)\frac{\xi_2}{\xi_1} - K_a|^{\frac{K_a}{K_{10}-K_a}}, \text{ since } \xi_2 = w\xi_1.$$

And since $\begin{cases} \xi_1 = A_a - \dfrac{\alpha u_0}{K_a} \\ \xi_2 = A_c - \dfrac{(\alpha + \beta)u_0}{K_{10}} \end{cases}$, we have

$$A_a - \frac{\alpha u_0}{K_a} = C \left| (K_{10} - K_a)\frac{A_c - \frac{(\alpha+\beta)u_0}{K_{10}}}{A_a - \frac{\alpha u_0}{K_a}} - K_a \right|^{\frac{K_a}{K_{10}-K_a}}$$

For this curve to pass through $(A_a, A_c) = (0, 0)$, we need

$$0 - \frac{\alpha u_0}{K_a} = C \left| (K_{10} - K_a)\frac{0 - \frac{(\alpha+\beta)u_0}{K_{10}}}{0 - \frac{\alpha u_0}{K_a}} - K_a \right|^{\frac{K_a}{K_{10}-K_a}}$$

Thus

$$C = \frac{-\frac{\alpha u_0}{K_a}}{\left| (K_{10}-K_a)\frac{\frac{\alpha+\beta}{K_{10}}}{\frac{\alpha}{K_a}} - K_a \right|^{\frac{K_a}{K_{10}-K_a}}} = -\frac{\alpha u_0}{K_a}\left| (K_{10} - K_a)\frac{(\alpha+\beta)K_a}{\alpha K_{10}} - K_a \right|^{-\frac{K_a}{K_{10}-K_a}}$$

Hence, Γ^+ has equation

$$A_a - \frac{\alpha u_0}{K_a} = -\frac{\alpha u_0}{K_a} \left| (K_{10} - K_a)\frac{(\alpha + \beta)K_a}{\alpha K_{10}} - K_a \right|^{-\frac{K_a}{K_{10}-K_a}}$$

$$\cdot \left| (K_{10} - K_a)\frac{A_c - \frac{(\alpha+\beta)u_0}{K_{10}}}{A_a - \frac{\alpha u_0}{K_a}} - K_a \right|^{\frac{K_a}{K_{10}-K_a}}$$

Similarly, we can derive that Γ^- has equation

$$A_a + \frac{\alpha u_0}{K_a} = -\frac{\alpha u_0}{K_a} \left| (K_{10} - K_a)\frac{(\alpha + \beta)K_a}{\alpha K_{10}} - K_a \right|^{-\frac{K_a}{K_{10}-K_a}}$$

$$\times \left| (K_{10} - K_a)\frac{A_c - \frac{(\alpha+\beta)u_0}{K_{10}}}{A_a + \frac{\alpha u_0}{K_a}} - K_a \right|^{\frac{K_a}{K_{10}-K_a}}$$

We then conclude that the switching curve is $\Gamma = \Gamma^+ \cup \Gamma^-$.

2.2 Using Optimal Control Theory to Study the First-order 2-Compartment Model

We add a control vector to equation (1-2) of the first order 2-compartment model, to derive the following first order 2-compartment optimal control model:

$$\begin{cases} \dfrac{dA_c}{dt} = -(K_{12} + K_{10})A_c + K_{21}A_p + \alpha u \\[2mm] \dfrac{dA_p}{dt} = K_{12}A_c - K_{21}A_p + \beta u \end{cases} \tag{2-3}$$

Let $A := \begin{bmatrix} a_{11} & a_{12} \\ a_{21} & a_{22} \end{bmatrix} := \begin{bmatrix} -(K_{12}+K_{10}) & K_{21} \\ K_{12} & -K_{21} \end{bmatrix}$, $x := \begin{bmatrix} x_1 \\ x_2 \end{bmatrix} := \begin{bmatrix} A_c \\ A_p \end{bmatrix}$,

and $B := \begin{bmatrix} b_1 \\ b_2 \end{bmatrix} := \begin{bmatrix} \alpha \\ \beta \end{bmatrix}$.

By Von Karman controllability, the necessary condition for controllability is that the matrix $[B\ AB]$ has full rank, i. e. $|B\ AB| \neq 0$, i. e.

$$\begin{vmatrix} \alpha & \begin{bmatrix} -(K_{12}+K_{10}) & K_{21} \\ K_{12} & -K_{21} \end{bmatrix}\begin{pmatrix} \alpha \\ \beta \end{pmatrix} \\ \beta & \end{vmatrix}$$

$$=\begin{vmatrix} \alpha & -(K_{12}+K_{10})\alpha+K_{21}\beta \\ \beta & K_{12}\alpha-K_{21}\beta \end{vmatrix}$$

$$=\alpha(K_{12}\alpha-K_{21}\beta)+((K_{12}+K_{10})\alpha-K_{21}\beta)\beta$$

$$=K_{12}\alpha^2+((K_{12}+K_{10}-K_{21})\alpha\beta-K_{21}\beta^2$$

$$\neq 0$$

The fact is that maximizing the Hamiltonian function H with respect to u, is only possible if u is bounded, i. e. $|u| \leqslant u_0$ for some u_0.

Then, we can write $\begin{cases} \dfrac{\mathrm{d}A_c}{\mathrm{d}t} = -(K_{12}+K_{10})A_c + K_{21}A_p + \alpha u, \\ \dfrac{\mathrm{d}A_p}{\mathrm{d}t} = K_{12}A_c - K_{21}A_p + \beta u. \end{cases}$ in matrix notation

as $\dot{x}=Ax+Bu$.

By the Pontryagin's Principle (Theorem 1. 1), the cost is t_1 (the time between two treatments), and has to be in the form

$$J = \int_0^{t_1} f_0(x_1, x_2, u)\mathrm{d}t$$

Choose $f_0 = 1$, (i. e. time optimal control) by convention $\psi_0 = -1$, so

$$f_0(x_1, x_2, u) = 1$$

$$f_1(x_1, x_2, u) = -(K_{12}+K_{10})x_1 + K_{21}x_2 + \alpha u$$

$$f_2(x_1, x_2, u) = K_{12}x_1 - K_{21}x_2 + \beta u$$

then the Hamiltonian is

$$H = \psi_0 f_0 + \psi_1 f_1 + \psi_2 f_2$$

$$= -1 + \psi_1(-(K_{12}+K_{10})x_1 + K_{21}x_2 + \alpha u) + \psi_2(K_{12}x_1 - K_{21}x_2 + \beta u)$$

$$= -1 - \psi_1(K_{12}+K_{10})x_1 + \psi_2 K_{12}x_1 + \psi_1 K_{21}x_2 - \psi_2 K_{21}x_2 + (\psi_1\alpha + \psi_2\beta)u$$

Hence, we have

$$\dot{\psi}_1 = -\frac{\partial H}{\partial x_1} = \psi_1(K_{12}+K_{10}) - \psi_2 K_{12}$$

$$\dot{\psi}_2 = -\frac{\partial H}{\partial x_2} = -\psi_1 K_{21} + \psi_2 K_{21}$$

Thus, $\dot{\psi} := \begin{pmatrix} \dot{\psi}_1 \\ \dot{\psi}_2 \end{pmatrix} = \begin{bmatrix} K_{12}+K_{10} & -K_{12} \\ -K_{21} & K_{21} \end{bmatrix}\begin{pmatrix} \psi_1 \\ \psi_2 \end{pmatrix} = -A^T\psi$, i.e., $\dot{\psi} = -A^T\psi$.

From Pontryagin's Maximum Principle (Theorem 1.1), the optimal control u^* maximizes H as a function of u. Since H is linear in u, and $|u| \leqslant u_0$, the maximum value of H is at $u^* = u_0$ if $\psi_1\alpha + \psi_2\beta > 0$, and at $u^* = -u_0$ if $\psi_1\alpha + \psi_2\beta < 0$; that is

$$u^*(t) = sign(\psi_1\alpha + \psi_2\beta)u_0$$

From $\dot{\psi} := \begin{pmatrix} \dot{\psi}_1 \\ \dot{\psi}_2 \end{pmatrix} = \begin{bmatrix} K_{12} + K_{10} & -K_{12} \\ -K_{21} & K_{21} \end{bmatrix} \begin{pmatrix} \psi_1 \\ \psi_2 \end{pmatrix} = -A^T\psi$, i.e.

$$\begin{cases} \dfrac{d\psi_1}{dt} = (K_{12} + K_{10})\psi_1 - K_{12}\psi_2 \\ \dfrac{d\psi_2}{dt} = -K_{21}\psi_1 + K_{21}\psi_2 \end{cases}$$

we derive

$$\frac{d\psi_2}{dt} = -K_{21}\psi_1 + K_{21}\psi_2$$

$$\Longrightarrow \psi_1 = -\frac{1}{K_{21}}\frac{d\psi_2}{dt} + \psi_2$$

$$\Longrightarrow \frac{d\psi_1}{dt} = -\frac{1}{K_{21}}\frac{d^2\psi_2}{dt^2} + \frac{d\psi_2}{dt}$$

Thus, if we substitute $\psi_1 = -\dfrac{1}{K_{21}}\dfrac{d\psi_2}{dt} + \psi_2$ and $\dfrac{d\psi_1}{dt} = -\dfrac{1}{K_{21}}\dfrac{d^2\psi_2}{dt^2} + \dfrac{d\psi_2}{dt}$ to $\dfrac{d\psi_1}{dt} = (K_{12}+K_{10})\psi_1 - K_{12}\psi_2$, we get

$$-\frac{1}{K_{21}}\frac{d^2\psi_2}{dt^2} + \frac{d\psi_2}{dt} = (K_{12}+K_{10})\left(-\frac{1}{K_{21}}\frac{d\psi_2}{dt} + \psi_2\right) - K_{12}\psi_2$$

$$\Longrightarrow \frac{d^2\psi_2}{dt^2} - (K_{10}+K_{12}+K_{21})\frac{d\psi_2}{dt} + K_{10}K_{21}\psi_2 = 0$$

Denote $p = -(K_{10}+K_{12}+K_{21})$, and $q = K_{10}K_{21}$, and rewrite it as $\dfrac{d^2\psi_2}{dt^2} + p\dfrac{d\psi_2}{dt} + q\psi_2 = 0$. The characteristic equation of this ODE is $r^2 + pr + q = 0$, which has roots $r_{1,2} = \dfrac{-p \pm \sqrt{p^2-4q}}{2}$. We have following three cases:

Case I　If $p^2 - 4q > 0$, r_1 and r_2 are real, $r_1 \neq r_2$, $r_1 = \dfrac{-p+\sqrt{p^2-4q}}{2}$ and $r_2 = \dfrac{-p-\sqrt{p^2-4q}}{2}$. Then $\psi_2 = C_1 e^{r_1 t} + C_2 e^{r_2 t}$, C_1 and C_2 are constants, and substituting

$\psi_2 = C_1 e^{r_1 t} + C_2 e^{r_2 t}$ in $\psi_1 = -\dfrac{1}{K_{21}}\dfrac{d\psi_2}{dt} + \psi_2$, gives

$$\psi_1 = -\frac{1}{K_{21}}(C_1 r_1 e^{r_1 t} + C_2 r_2 e^{r_2 t}) + C_1 e^{r_1 t} + C_2 e^{r_2 t}$$

The necessary condition for t being a switching time is that t satisfies

$$\psi_1 \alpha + \psi_2 \beta = 0$$

i. e.

$$\alpha(-\frac{1}{K_{21}}(C_1 r_1 e^{r_1 t} + C_2 r_2 e^{r_2 t}) + C_1 e^{r_1 t} + C_2 e^{r_2 t}) + \beta(C_1 e^{r_1 t} + C_2 e^{r_2 t}) = 0$$

$$\Rightarrow (-\frac{\alpha C_1 r_1}{K_{21}} + \alpha C_1 + \beta C_1)e^{r_1 t} + (-\frac{\alpha C_2 r_2}{K_{21}} + \alpha C_2 + \beta C_2)e^{r_2 t} = 0$$

$$\Rightarrow e^{(r_1 - r_2)t} = -\frac{-\frac{\alpha C_2 r_2}{K_{21}} + \alpha C_2 + \beta C_2}{-\frac{\alpha C_1 r_1}{K_{21}} + \alpha C_1 + \beta C_1}$$

So $t = \dfrac{1}{r_1 - r_2} \ln \left(-\dfrac{-\dfrac{\alpha C_2 r_2}{K_{21}} + \alpha C_2 + \beta C_2}{\dfrac{\alpha C_1 r_1}{K_{21}} + \alpha C_1 + \beta C_1} \right)$ is unique.

Thus, there is at most one switch for this case.

Case Ⅱ If $p^2 - 4q = 0$, r_1 and r_2 are real and $r_1 = r_2 = -\dfrac{p}{2}$. Then $\psi_2 = (C_1 + C_2 t)\, e^{r_1 t}$, C_1 and C_2 are constants, and substituting $\psi_2 = (C_1 + C_2 t)\, e^{r_1 t}$ in $\psi_1 = -\dfrac{1}{K_{21}}\dfrac{d\psi_2}{dt} + \psi_2$, now gives

$$\psi_1 = -\frac{1}{K_{21}}(C_1 r_1 e^{r_1 t} + C_2 e^{r_1 t} + C_2 r_1 t e^{r_1 t}) + (C_1 + C_2 t)e^{r_2 t}$$

The necessary condition for t being a switching time is again that t satisfies $\psi_1 \alpha + \psi_2 \beta = 0$, i.e.,

$$\alpha(-\frac{1}{K_{21}}(C_1 r_1 e^{r_1 t} + C_2 e^{r_1 t} + C_2 r_1 t e^{r_1 t}) + (C_1 + C_2 t)e^{r_1 t})$$
$$+ \beta(C_1 + C_2 t)e^{r_1 t} = 0$$

$$\Rightarrow (\alpha(-\frac{1}{K_{21}}(C_1 r_1 + C_2 + C_2 r_1 t) + (C_1 + C_2 t)) + \beta(C_1 + C_2 t))e^{r_1 t} = 0$$

$$\Rightarrow \alpha(-\frac{1}{K_{21}}(C_1 r_1 + C_2 + C_2 r_1 t) + (C_1 + C_2 t)) + \beta(C_1 + C_2 t) = 0,$$

since $e^{r_1 t} \neq 0$.

$$\Rightarrow (\alpha(-\frac{C_2 r_1}{K_{21}} + C_2) + \beta C_2)t + \alpha(-\frac{1}{K_{21}}(C_1 r_1 + C_2) + C_1) + \beta C_1 = 0$$

So $t = -\dfrac{\alpha(-\frac{1}{K_{21}}(C_1 r_1 + C_2) + C_1) + \beta C_1}{\alpha(-\frac{C_2 r_1}{K_{21}} + C_2) + \beta C_2}$ is unique.

Therefore, also in this case there is at most one switch for this case.

Case III If $p^2 - 4q < 0$, r_1 and r_2 are a pair of conjugate complex roots, that

is $r_{1,2} = -\dfrac{p}{2} \pm i \dfrac{\sqrt{4q-p^2}}{2}$. Then $\psi_2 = e^{-\frac{p}{2}t}\left(C_1 \cos\left(\dfrac{\sqrt{4q-p^2}}{2}t\right) + C_2 \sin\left(\dfrac{\sqrt{4q-p^2}}{2}t\right)\right)$,

C_1 and C_2 are constants, and substituting ψ_2 in the equation for $\psi_1 = -\dfrac{1}{K_{21}}\dfrac{d\psi_2}{dt} +$

ψ_2, results in the expression following for ψ_1:

$$\psi_1 = -\frac{1}{K_{21}}[-\frac{p}{2}e^{-\frac{p}{2}t}(C_1 \cos(\frac{\sqrt{4q-p^2}}{2}t) + C_2 \sin(\frac{\sqrt{4q-p^2}}{2}t)) +$$
$$e^{-\frac{p}{2}t}(-C_1 \frac{\sqrt{4q-p^2}}{2}\sin(\frac{\sqrt{4q-p^2}}{2}t) + C_2 \frac{\sqrt{4q-p^2}}{2}\cos(\frac{\sqrt{4q-p^2}}{2}t))] +$$
$$e^{-\frac{p}{2}t}(C_1 \cos(\frac{\sqrt{4q-p^2}}{2}t) + C_2 \sin(\frac{\sqrt{4q-p^2}}{2}t))$$
$$= e^{-\frac{p}{2}t}[(\frac{pC_1}{2K_{21}} - \frac{C_2\sqrt{4q-p^2}}{2K_{21}} + C_1)\cos(\frac{\sqrt{4q-p^2}}{2}t) +$$
$$(\frac{pC_2}{2K_{21}} + \frac{C_1\sqrt{4q-p^2}}{2K_{21}} + C_2)\sin(\frac{\sqrt{4q-p^2}}{2}t)]$$

And, the necessary condition for t being a switching time, that is t satisfies

$\psi_1 \alpha + \psi_2 \beta = 0$, is in this case

$$e^{-\frac{p}{2}t}[(\frac{\alpha pC_1}{2K_{21}} - \frac{\alpha C_2\sqrt{4q-p^2}}{2K_{21}} + \alpha C_1 + \beta C_1)\cos(\frac{\sqrt{4q-p^2}}{2}t)$$
$$+ (\frac{\alpha pC_2}{2K_{21}} + \frac{\alpha C_1\sqrt{4q-p^2}}{2K_{21}} + \alpha C_2 + \beta C_2)\sin(\frac{\sqrt{4q-p^2}}{2}t)] = 0$$
$$\Rightarrow (\frac{\alpha pC_1}{2K_{21}} - \frac{\alpha C_2\sqrt{4q-p^2}}{2K_{21}} + \alpha C_1 + \beta C_1)\cos(\frac{\sqrt{4q-p^2}}{2}t)$$
$$+ (\frac{\alpha pC_2}{2K_{21}} + \frac{\alpha C_1\sqrt{4q-p^2}}{2K_{21}} + \alpha C_2 + \beta C_2)\sin(\frac{\sqrt{4q-p^2}}{2}t) = 0$$

since $e^{-\frac{p}{2}t} \neq 0$.

i. e. , $\tan\left(\dfrac{\sqrt{4q-p^2}}{2}t\right) = -\dfrac{\frac{\alpha pC_1}{2K_{21}} - \frac{\alpha C_2\sqrt{4q-p^2}}{2K_{21}} + \alpha C_1 + \beta C_1}{\frac{\alpha pC_2}{2K_{21}} + \frac{\alpha C_1\sqrt{4q-p^2}}{2K_{21}} + \alpha C_2 + \beta C_2}$.

And, once again $t = \dfrac{2}{\sqrt{4q-p^2}} \arctan \left(-\dfrac{\frac{\alpha p C_1}{2K_{21}} - \frac{\alpha C_2 \sqrt{4q-p^2}}{2K_{21}} + \alpha C_1 + \beta C_1}{\frac{\alpha p C_2}{2K_{21}} + \frac{\alpha C_1 \sqrt{4q-p^2}}{2K_{21}} + \alpha C_2 + \beta C_2} \right)$ is unique.

We then see that also in this last case there is at most one switch.

From the above discussion, we see that there is always at most one switch. The optimal trajectories satisfy

$$\dot{x} = Ax + Bu^*, \quad u^* = \pm u_0$$

Let

$$|\lambda I - A| = \begin{vmatrix} \lambda + K_{10} + K_{12} & -K_{21} \\ -K_{12} & \lambda + K_{21} \end{vmatrix}$$

$$= (\lambda + K_{10} + K_{12})(\lambda + K_{21}) - K_{12}K_{21}$$

$$= \lambda^2 + (K_{10} + K_{12} + K_{21})\lambda + K_{10}K_{21}$$

$$= 0$$

so $\lambda_{1,2} = \dfrac{-(K_{10}+K_{12}+K_{21}) \pm \sqrt{(K_{10}+K_{12}+K_{21})^2 - 4K_{10}K_{21}}}{2}$.

The equilibrium point P^+ for $u^* = u_0$ is

$$P^+ := \begin{pmatrix} x_1 \\ x_2 \end{pmatrix} := \begin{pmatrix} \frac{a_{12}b_2u_0 - a_{22}b_1u_0}{\det(A)} \\ \frac{a_{21}b_1u_0 - a_{11}b_2u_0}{\det(A)} \end{pmatrix} = \begin{pmatrix} \frac{\alpha u_0 + \beta u_0}{K_{10}} \\ \frac{\alpha K_{12}u_0 + \beta(K_{10}+K_{12})u_0}{K_{10}K_{21}} \end{pmatrix} \qquad (2-4)$$

The equilibrium point P^- for $u^* = -u_0$ is

$$P^- := \begin{pmatrix} x_1 \\ x_2 \end{pmatrix} := \begin{pmatrix} \frac{a_{22}b_1u_0 - a_{12}b_2u_0}{\det(A)} \\ \frac{a_{11}b_2u_0 - a_{21}b_1u_0}{\det(A)} \end{pmatrix} = \begin{pmatrix} \frac{-\alpha u_0 - \beta u_0}{K_{10}} \\ \frac{-\alpha K_{12}u_0 - \beta(K_{10}+K_{12})u_0}{K_{10}K_{21}} \end{pmatrix}$$

If both λ_1 and λ_2 are negative, then the positive and negative phase-planes have stable nodes at $P^+ = \begin{pmatrix} \frac{\alpha u_0 + \beta u_0}{K_{10}} \\ \frac{\alpha K_{12}u_0 + \beta(K_{10}+K_{12})u_0}{K_{10}K_{21}} \end{pmatrix}$ and $P^- = \begin{pmatrix} \frac{-\alpha u_0 - \beta u_0}{K_{10}} \\ \frac{-\alpha K_{12}u_0 - \beta(K_{10}+K_{12})u_0}{K_{10}K_{21}} \end{pmatrix}$,

respectively.

If both λ_1 and λ_2 are nonnegative, then the positive and negative phase-planes have unstable nodes at P^+ and P^-, respectively.

If only one of λ_1 and λ_2 is negative, then the positive and negative phase-planes have saddle points at P^+ and P^-, respectively.

To transfer x from x^0 to its final target, which we assume to be the origin, in minimum time, the phase point x must travel along a C^+ path (path with $u^* = u_0$) or a C^- path (path with $u^* = -u_0$), and can switch from one to another at most once. There is only one C^+ path going to the origin which we denote by Γ^+. Moreover, there is only one C^- path to the origin which we denote by Γ^-. We must arrive at the origin on one of these two paths.

The slope of these curves at the origin is

$$\frac{\mathrm{d}x_2}{\mathrm{d}x_1}\Big|_{(0,0)} = \frac{\mathrm{d}A_p}{\mathrm{d}A_c}\Big|_{(0,0)} = \frac{K_{12}A_c - K_{21}A_p + \beta u}{K_{21}A_p - (K_{10} + K_{12})A_c + \alpha u}\Big|_{(0,0)} = \frac{\beta}{\alpha}$$

For the positive phase–plane, we shift the origin from $(0, 0)$ to $P^+ =$

$\begin{pmatrix} \frac{\alpha u_0 + \beta u_0}{K_{10}} \\ \frac{\alpha K_{12}u_0 + \beta(K_{10}+K_{12})u_0}{K_{10}K_{21}} \end{pmatrix}$ by defining

$$\begin{cases} \xi_1 = A_c - \dfrac{\alpha u_0 + \beta u_0}{K_{10}} \\ \xi_2 = A_p - \dfrac{\alpha K_{12}u_0 + \beta(K_{10}+K_{12})u_0}{K_{10}K_{21}} \end{cases}$$

so that

$$\begin{cases} \dfrac{\mathrm{d}A_c}{\mathrm{d}t} = -(K_{12} + K_{10})A_c + K_{21}A_p + \alpha u_0 \\ \dfrac{A_p}{\mathrm{d}t} = K_{12}A_c - K_{21}A_p + \beta u_0 \end{cases}$$

becomes

$$\begin{cases} \dot{\xi}_1 = -(K_{12} + K_{10})\xi_1 + K_{21}\xi_2 \\ \dot{\xi}_2 = K_{12}\xi_1 - K_{21}\xi_2 \end{cases}$$

It implies

$$\frac{\mathrm{d}\xi_2}{\mathrm{d}\xi_1} = \frac{K_{12}\xi_1 - K_{21}\xi_2}{-(K_{12} + K_{10})\xi_1 + K_{21}\xi_2}$$

This equation is homogeneous, and can therefore be solved by substituting $\xi_1 w$ for ξ_2 to obtain

$$\begin{aligned} \frac{\mathrm{d}\xi_2}{\mathrm{d}\xi_1} &= \frac{\xi_1 \mathrm{d}w + w\mathrm{d}\xi_1}{\mathrm{d}\xi_1} \\ &= \frac{K_{12}\xi_1 - K_{21}\xi_2}{-(K_{12} + K_{10})\xi_1 + K_{21}\xi_2} \\ &= \frac{K_{12}\xi_1 - K_{21}\xi_1 w}{-(K_{12} + K_{10})\xi_1 + K_{21}\xi_1 w} \\ &= \frac{K_{12} - K_{21}w}{-(K_{12} + K_{10}) + K_{21}w} \end{aligned}$$

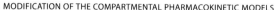

i. e.

$$\xi_1 dw + w d\xi_1 = \frac{K_{12} - K_{21}w}{-(K_{12} + K_{10}) + K_{21}w} d\xi_1$$

$$\Rightarrow \xi_1 dw = \left(\frac{K_{12} - K_{21}w}{-(K_{12} + K_{10}) + K_{21}w} - w \right) d\xi_1$$

$$= \frac{-K_{21}w^2 + (K_{12} + K_{10} - K_{21})w + K_{12}}{-(K_{12} + K_{10}) + K_{21}w} d\xi_1$$

$$\Rightarrow \frac{d\xi_1}{\xi_1} = \frac{-(K_{12} + K_{10}) + K_{21}w}{-K_{21}w^2 + (K_{12} + K_{10} - K_{21})w + K_{12}} dw$$

$$\Rightarrow \int \frac{d\xi_1}{\xi_1} = \int \frac{-(K_{12} + K_{10}) + K_{21}w}{-K_{21}w^2 + (K_{12} + K_{10} - K_{21})w + K_{12}} dw$$

$$= -\int \frac{w - \frac{K_{12}+K_{10}}{K_{21}}}{w^2 - \left(\frac{K_{12}+K_{10}}{K_{21}} - 1\right)w - \frac{K_{12}}{K_{21}}} dw$$

$$= -\frac{1}{2} \int \frac{2w - \left(\frac{K_{12}+K_{10}}{K_{21}} - 1\right) - \left(\frac{K_{12}+K_{10}}{K_{21}} + 1\right)}{w^2 - \left(\frac{K_{12}+K_{10}}{K_{21}} - 1\right)w - \frac{K_{12}}{K_{21}}} dw$$

$$= -\frac{1}{2} \int \frac{2w - \left(\frac{K_{12}+K_{10}}{K_{21}} - 1\right)}{w^2 - \left(\frac{K_{12}+K_{10}}{K_{21}} - 1\right)w - \frac{K_{12}}{K_{21}}} dw +$$

$$\frac{1}{2} \left(\frac{K_{12} + K_{10}}{K_{21}} + 1 \right) \int \frac{1}{w^2 - \left(\frac{K_{12}+K_{10}}{K_{21}} - 1\right)w - \frac{K_{12}}{K_{21}}} dw$$

where

$$-\frac{1}{2} \int \frac{2w - \left(\frac{K_{12}+K_{10}}{K_{21}} - 1\right)}{w^2 - \left(\frac{K_{12}+K_{10}}{K_{21}} - 1\right)w - \frac{K_{12}}{K_{21}}} dw$$

$$= -\frac{1}{2} \int \frac{1}{w^2 - \left(\frac{K_{12}+K_{10}}{K_{21}} - 1\right)w - \frac{K_{12}}{K_{21}}} d\left(w^2 - \left(\frac{K_{12} + K_{10}}{K_{21}} - 1\right)w - \frac{K_{12}}{K_{21}} \right)$$

$$= -\frac{1}{2} \ln \left| w^2 - \left(\frac{K_{12} + K_{10}}{K_{21}} - 1\right)w - \frac{K_{12}}{K_{21}} \right| + C_1$$

and for $\frac{1}{2} \left(\frac{K_{12}+K_{10}}{K_{21}} + 1 \right) \int \frac{1}{w^2 - \left(\frac{K_{12}+K_{10}}{K_{21}} - 1\right)w - \frac{K_{12}}{K_{21}}} dw$, we have

(1) If $\left(\frac{K_{12}+K_{10}}{K_{21}} - 1 \right)^2 + \frac{4K_{12}}{K_{21}} = 0$, then

$$\frac{1}{2}\left(\frac{K_{12}+K_{10}}{K_{21}}+1\right)\int \frac{1}{w^2-\left(\frac{K_{12}+K_{10}}{K_{21}}-1\right)w-\frac{K_{12}}{K_{21}}}\mathrm{d}w$$

$$=\frac{1}{2}\left(\frac{K_{12}+K_{10}}{K_{21}}+1\right)\int \frac{1}{\left(w-\frac{1}{2}\left(\frac{K_{12}+K_{10}}{K_{21}}-1\right)\right)^2}\mathrm{d}w$$

$$=-\frac{1}{2}\left(\frac{K_{12}+K_{10}}{K_{21}}+1\right)\frac{1}{w-\frac{1}{2}\left(\frac{K_{12}+K_{10}}{K_{21}}-1\right)}+C_2$$

$$=-\frac{\frac{K_{12}+K_{10}}{K_{21}}+1}{2w-\left(\frac{K_{12}+K_{10}}{K_{21}}-1\right)}+C_2$$

So in this case

$$\int \frac{\mathrm{d}\xi_1}{\xi_1}=-\frac{1}{2}\ln\left|w^2-\left(\frac{K_{12}+K_{10}}{K_{21}}-1\right)w-\frac{K_{12}}{K_{21}}\right|$$
$$-\frac{\frac{K_{12}+K_{10}}{K_{21}}+1}{2w-\left(\frac{K_{12}+K_{10}}{K_{21}}-1\right)}+C_3$$

i. e.

$$\ln|\xi_1|=-\frac{1}{2}\ln\left|w^2-\left(\frac{K_{12}+K_{10}}{K_{21}}-1\right)w-\frac{K_{12}}{K_{21}}\right|$$
$$-\frac{\frac{K_{12}+K_{10}}{K_{21}}+1}{2w-\left(\frac{K_{12}+K_{10}}{K_{21}}-1\right)}+C_3$$

where C_3 is a constant.

It implies

$$\xi_1\left|w^2-\left(\frac{K_{12}+K_{10}}{K_{21}}-1\right)w-\frac{K_{12}}{K_{21}}\right|^{\frac{1}{2}}=C_4\exp\left(-\frac{\frac{K_{12}+K_{10}}{K_{21}}+1}{2w-\left(\frac{K_{12}+K_{10}}{K_{21}}-1\right)}\right)$$

where $C_4=\pm e^{C_3}$ is a constant. Thus

$$\xi_1=C_4\left|w^2-\left(\frac{K_{12}+K_{10}}{K_{21}}-1\right)w-\frac{K_{12}}{K_{21}}\right|^{-\frac{1}{2}}\exp\left(-\frac{\frac{K_{12}+K_{10}}{K_{21}}+1}{2w-\left(\frac{K_{12}+K_{10}}{K_{21}}-1\right)}\right)$$

$$=C_4\left|\left(\frac{\xi_2}{\xi_1}\right)^2-\left(\frac{K_{12}+K_{10}}{K_{21}}-1\right)\frac{\xi_2}{\xi_1}-\frac{K_{12}}{K_{21}}\right|^{-\frac{1}{2}}\times\exp\left(-\frac{\frac{K_{12}+K_{10}}{K_{21}}+1}{\frac{2\xi_2}{\xi_1}-\left(\frac{K_{12}+K_{10}}{K_{21}}-1\right)}\right)$$

since $\xi_2=w\xi_1$.

Substitute $\begin{cases}\xi_1=A_c-\dfrac{\alpha u_0+\beta u_0}{K_{10}}\\[2mm]\xi_2=A_p-\dfrac{\alpha K_{12}u_0+\beta(K_{10}+K_{12})u_0}{K_{10}K_{21}}\end{cases}$ to above expression, we get

$$A_c - \frac{\alpha u_0 + \beta u_0}{K_{10}}$$

$$= C_4 \left| \left(\frac{A_p - \frac{\alpha K_{12}u_0 + \beta(K_{10}+K_{12})u_0}{K_{10}K_{21}}}{A_c - \frac{\alpha u_0 + \beta u_0}{K_{10}}} \right)^2 \right.$$

$$\left. - \left(\frac{K_{12}+K_{10}}{K_{21}} - 1 \right) \frac{A_p - \frac{\alpha K_{12}u_0 + \beta(K_{10}+K_{12})u_0}{K_{10}K_{21}}}{A_c - \frac{\alpha u_0 + \beta u_0}{K_{10}}} - \frac{K_{12}}{K_{21}} \right|^{-\frac{1}{2}}$$

$$\times \exp \left(-\frac{\frac{K_{12}+K_{10}}{K_{21}} + 1}{2 \left(\frac{A_p - \frac{\alpha K_{12}u_0 + \beta(K_{10}+K_{12})u_0}{K_{10}K_{21}}}{A_c - \frac{\alpha u_0 + \beta u_0}{K_{10}}} \right) - \left(\frac{K_{12}+K_{10}}{K_{21}} - 1 \right)} \right)$$

For this curve to pass through $(A_c, A_p) = (0, 0)$, we obtain

$$0 - \frac{\alpha u_0 + \beta u_0}{K_{10}}$$

$$= C_4 \left| \left(\frac{0 - \frac{\alpha K_{12}u_0 + \beta(K_{10}+K_{12})u_0}{K_{10}K_{21}}}{0 - \frac{\alpha u_0 + \beta u_0}{K_{10}}} \right)^2 \right.$$

$$\left. - \left(\frac{K_{12}+K_{10}}{K_{21}} - 1 \right) \frac{0 - \frac{\alpha K_{12}u_0 + \beta(K_{10}+K_{12})u_0}{K_{10}K_{21}}}{0 - \frac{\alpha u_0 + \beta u_0}{K_{10}}} - \frac{K_{12}}{K_{21}} \right|^{-\frac{1}{2}} \times$$

$$\exp \left(-\frac{\frac{K_{12}+K_{10}}{K_{21}} + 1}{2 \left(\frac{0 - \frac{\alpha K_{12}u_0 + \beta(K_{10}+K_{12})u_0}{K_{10}K_{21}}}{0 - \frac{\alpha u_0 + \beta u_0}{K_{10}}} \right) - \left(\frac{K_{12}+K_{10}}{K_{21}} - 1 \right)} \right)$$

i. e.

$$- \frac{\alpha u_0 + \beta u_0}{K_{10}}$$

$$= C_4 \left| \left(\frac{\frac{\alpha K_{12}u_0 + \beta(K_{10}+K_{12})u_0}{K_{10}K_{21}}}{\frac{\alpha u_0 + \beta u_0}{K_{10}}} \right)^2 - \right.$$

$$\left. \left(\frac{K_{12}+K_{10}}{K_{21}} - 1 \right) \frac{\frac{\alpha K_{12}u_0 + \beta(K_{10}+K_{12})u_0}{K_{10}K_{21}}}{\frac{\alpha u_0 + \beta u_0}{K_{10}}} - \frac{K_{12}}{K_{21}} \right|^{-\frac{1}{2}} \times$$

$$\exp \left(-\frac{\frac{K_{12}+K_{10}}{K_{21}} + 1}{2 \left(\frac{\frac{\alpha K_{12}u_0 + \beta(K_{10}+K_{12})u_0}{K_{10}K_{21}}}{\frac{\alpha u_0 + \beta u_0}{K_{10}}} \right) - \left(\frac{K_{12}+K_{10}}{K_{21}} - 1 \right)} \right)$$

$$\Rightarrow -\frac{\alpha u_0 + \beta u_0}{K_{10}}$$

$$=C_4 \left| \left(\frac{\frac{\alpha K_{12} u_0 + \beta(K_{10}+K_{12})u_0}{K_{10}K_{21}}}{\frac{\alpha u_0 + \beta u_0}{K_{10}}} \right)^2 - \right.$$

$$\left. \left(\frac{K_{12}+K_{10}}{K_{21}} - 1 \right) \frac{\frac{\alpha K_{12}u_0+\beta(K_{10}+K_{12})u_0}{K_{10}K_{21}}}{\frac{\alpha u_0+\beta u_0}{K_{10}}} - \frac{K_{12}}{K_{21}} \right|^{-\frac{1}{2}} \times$$

$$\exp\left(\frac{(K_{12}+K_{10}+K_{21})(\beta+\alpha)}{(K_{12}+K_{10}-K_{21})(\beta+\alpha)-2(K_{12}\alpha+(K_{12}+K_{10})\beta)} \right)$$

$$\Rightarrow -\frac{\alpha u_0 + \beta u_0}{K_{10}}$$

$$=C_4 \left| \left(\frac{\frac{\alpha K_{12} u_0 + \beta(K_{10}+K_{12})u_0}{K_{10}K_{21}}}{\frac{\alpha u_0 + \beta u_0}{K_{10}}} \right)^2 - \right.$$

$$\left. \left(\frac{K_{12}+K_{10}}{K_{21}} - 1 \right) \frac{\frac{\alpha K_{12}u_0+\beta(K_{10}+K_{12})u_0}{K_{10}K_{21}}}{\frac{\alpha u_0+\beta u_0}{K_{10}}} - \frac{K_{12}}{K_{21}} \right|^{-\frac{1}{2}} \times$$

$$\exp\left(\frac{(K_{12}+K_{10}+K_{21})(\beta+\alpha)}{(K_{10}-K_{12}-K_{21})\alpha-(K_{12}+K_{10}+K_{21})\beta} \right)$$

so

$$C_4 = -\frac{\alpha u_0 + \beta u_0}{K_{10}} \times$$

$$\frac{\left| \left(\frac{\frac{\alpha K_{12}u_0+\beta(K_{10}+K_{12})u_0}{K_{10}K_{21}}}{\frac{\alpha u_0+\beta u_0}{K_{10}}} \right)^2 - \left(\frac{K_{12}+K_{10}}{K_{21}} - 1 \right) \frac{\frac{\alpha K_{12}u_0+\beta(K_{10}+K_{12})u_0}{K_{10}K_{21}}}{\frac{\alpha u_0+\beta u_0}{K_{10}}} - \frac{K_{12}}{K_{21}} \right|^{\frac{1}{2}}}{\exp\left(\frac{(K_{12}+K_{10}+K_{21})(\beta+\alpha)}{(K_{10}-K_{12}-K_{21})\alpha-(K_{12}+K_{10}+K_{21})\beta} \right)}$$

Hence, Γ^+ has equation

$$A_c - \frac{\alpha u_0 + \beta u_0}{K_{10}}$$

$$=C_4 \left| \left(\frac{A_p - \frac{\alpha K_{12} u_0 + \beta(K_{10}+K_{12})u_0}{K_{10}K_{21}}}{A_c - \frac{\alpha u_0 + \beta u_0}{K_{10}}} \right)^2 - \right.$$

$$\left. \left(\frac{K_{12}+K_{10}}{K_{21}} - 1 \right) \frac{A_p - \frac{\alpha K_{12}u_0+\beta(K_{10}+K_{12})u_0}{K_{10}K_{21}}}{A_c - \frac{\alpha u_0+\beta u_0}{K_{10}}} - \frac{K_{12}}{K_{21}} \right|^{-\frac{1}{2}} \times$$

$$\exp\left(-\frac{\frac{K_{12}+K_{10}}{K_{21}} + 1}{2\left(\frac{A_p - \frac{\alpha K_{12}u_0+\beta(K_{10}+K_{12})u_0}{K_{10}K_{21}}}{A_c - \frac{\alpha u_0+\beta u_0}{K_{10}}} \right) - \left(\frac{K_{12}+K_{10}}{K_{21}} - 1 \right)} \right)$$

with C_4 solved above.

Similarly, we have that Γ^- has equation

$$A_c + \frac{\alpha u_0 + \beta u_0}{K_{10}}$$

$$= C_4 \left| \left(\frac{A_p + \frac{\alpha K_{12}u_0 + \beta(K_{10}+K_{12})u_0}{K_{10}K_{21}}}{A_c + \frac{\alpha u_0 + \beta u_0}{K_{10}}} \right)^2 - \right.$$

$$\left. \left(\frac{K_{12}+K_{10}}{K_{21}} - 1 \right) \frac{A_p + \frac{\alpha K_{12}u_0 + \beta(K_{10}+K_{12})u_0}{K_{10}K_{21}}}{A_c + \frac{\alpha u_0 + \beta u_0}{K_{10}}} - \frac{K_{12}}{K_{21}} \right|^{-\frac{1}{2}} \times$$

$$\exp\left(-\frac{\frac{K_{12}+K_{10}}{K_{21}} + 1}{2\left(\frac{A_p + \frac{\alpha K_{12}u_0 + \beta(K_{10}+K_{12})u_0}{K_{10}K_{21}}}{A_c + \frac{\alpha u_0 + \beta u_0}{K_{10}}} \right) - \left(\frac{K_{12}+K_{10}}{K_{21}} - 1 \right)} \right)$$

And we conclude that the switching curve is $\Gamma = \Gamma^+ \cup \Gamma^-$.

(2) If $\left(\frac{K_{12}+K_{10}}{K_{21}} - 1 \right)^2 + \frac{4K_{12}}{K_{21}} > 0$. then

$$\frac{1}{2}\left(\frac{K_{12}+K_{10}}{K_{21}} + 1 \right) \int \frac{1}{w^2 - \left(\frac{K_{12}+K_{10}}{K_{21}} - 1 \right)w - \frac{K_{12}}{K_{21}}} dw$$

$$= \frac{1}{2}\left(\frac{K_{12}+K_{10}}{K_{21}} + 1 \right) \int \left(\frac{1}{w - \frac{\frac{K_{12}+K_{10}}{K_{21}} - 1 + \sqrt{\left(\frac{K_{12}+K_{10}}{K_{21}} - 1\right)^2 + \frac{4K_{12}}{K_{21}}}}{2}} \times \right.$$

$$\left. \frac{1}{w - \frac{\frac{K_{12}+K_{10}}{K_{21}} - 1 - \sqrt{\left(\frac{K_{12}+K_{10}}{K_{21}} - 1\right)^2 + \frac{4K_{12}}{K_{21}}}}{2}} \right) dw$$

$$= \frac{-\left(\frac{K_{12}+K_{10}}{K_{21}} + 1 \right)}{2\sqrt{\left(\frac{K_{12}+K_{10}}{K_{21}} - 1\right)^2 + \frac{4K_{12}}{K_{21}}}} \int \left(\frac{1}{w - \frac{\frac{K_{12}+K_{10}}{K_{21}} - 1 - \sqrt{\left(\frac{K_{12}+K_{10}}{K_{21}} - 1\right)^2 + \frac{4K_{12}}{K_{21}}}}{2}} - \right.$$

$$\left. \frac{1}{w - \frac{\frac{K_{12}+K_{10}}{K_{21}} - 1 + \sqrt{\left(\frac{K_{12}+K_{10}}{K_{21}} - 1\right)^2 + \frac{4K_{12}}{K_{21}}}}{2}} \right) dw$$

$$= \frac{-\left(\frac{K_{12}+K_{10}}{K_{21}} + 1 \right)}{2\sqrt{\left(\frac{K_{12}+K_{10}}{K_{21}} - 1\right)^2 + \frac{4K_{12}}{K_{21}}}} \ln\left| \frac{w - \frac{\frac{K_{12}+K_{10}}{K_{21}} - 1 - \sqrt{\left(\frac{K_{12}+K_{10}}{K_{21}} - 1\right)^2 + \frac{4K_{12}}{K_{21}}}}{2}}{w - \frac{\frac{K_{12}+K_{10}}{K_{21}} - 1 + \sqrt{\left(\frac{K_{12}+K_{10}}{K_{21}} - 1\right)^2 + \frac{4K_{12}}{K_{21}}}}{2}} \right| + C_5$$

And in this case

$$\int \frac{d\xi_1}{\xi_1} = -\frac{1}{2}\ln\left|w^2 - \left(\frac{K_{12}+K_{10}}{K_{21}} - 1\right)w - \frac{K_{12}}{K_{21}}\right| + $$

$$\frac{-\left(\frac{K_{12}+K_{10}}{K_{21}} + 1\right)}{2\sqrt{\left(\frac{K_{12}+K_{10}}{K_{21}} - 1\right)^2 + \frac{4K_{12}}{K_{21}}}}\ln\left|\frac{w - \frac{\frac{K_{12}+K_{10}}{K_{21}} - 1 - \sqrt{\left(\frac{K_{12}+K_{10}}{K_{21}} - 1\right)^2 + \frac{4K_{12}}{K_{21}}}}{2}}{w - \frac{\frac{K_{12}+K_{10}}{K_{21}} - 1 + \sqrt{\left(\frac{K_{12}+K_{10}}{K_{21}} - 1\right)^2 + \frac{4K_{12}}{K_{21}}}}{2}}\right| + C_5$$

i. e.

$$\ln|\xi_1| = -\frac{1}{2}\ln\left|w^2 - \left(\frac{K_{12}+K_{10}}{K_{21}} - 1\right)w - \frac{K_{12}}{K_{21}}\right| + $$

$$\frac{-\left(\frac{K_{12}+K_{10}}{K_{21}} + 1\right)}{2\sqrt{\left(\frac{K_{12}+K_{10}}{K_{21}} - 1\right)^2 + \frac{4K_{12}}{K_{21}}}}\ln\left|\frac{w - \frac{\frac{K_{12}+K_{10}}{K_{21}} - 1 - \sqrt{\left(\frac{K_{12}+K_{10}}{K_{21}} - 1\right)^2 + \frac{4K_{12}}{K_{21}}}}{2}}{w - \frac{\frac{K_{12}+K_{10}}{K_{21}} - 1 + \sqrt{\left(\frac{K_{12}+K_{10}}{K_{21}} - 1\right)^2 + \frac{4K_{12}}{K_{21}}}}{2}}\right| + C_5$$

where C_5 is a constant.

Hence

$$\xi_1\left|w^2 - \left(\frac{K_{12}+K_{10}}{K_{21}} - 1\right)w - \frac{K_{12}}{K_{21}}\right|^{\frac{1}{2}}$$

$$= C_6\left|\frac{w - \frac{\frac{K_{12}+K_{10}}{K_{21}} - 1 - \sqrt{\left(\frac{K_{12}+K_{10}}{K_{21}} - 1\right)^2 + \frac{4K_{12}}{K_{21}}}}{2}}{w - \frac{\frac{K_{12}+K_{10}}{K_{21}} - 1 + \sqrt{\left(\frac{K_{12}+K_{10}}{K_{21}} - 1\right)^2 + \frac{4K_{12}}{K_{21}}}}{2}}\right|^{\frac{-\left(\frac{K_{12}+K_{10}}{K_{21}} + 1\right)}{2\sqrt{\left(\frac{K_{12}+K_{10}}{K_{21}} - 1\right)^2 + \frac{4K_{12}}{K_{21}}}}}$$

where $C_6 = \pm e^{C_5}$ is a constant.

Therefore

$$\xi_1 = C_6\left|\frac{w - \frac{\frac{K_{12}+K_{10}}{K_{21}} - 1 - \sqrt{\left(\frac{K_{12}+K_{10}}{K_{21}} - 1\right)^2 + \frac{4K_{12}}{K_{21}}}}{2}}{w - \frac{\frac{K_{12}+K_{10}}{K_{21}} - 1 + \sqrt{\left(\frac{K_{12}+K_{10}}{K_{21}} - 1\right)^2 + \frac{4K_{12}}{K_{21}}}}{2}}\right|^{\frac{-\left(\frac{K_{12}+K_{10}}{K_{21}} + 1\right)}{2\sqrt{\left(\frac{K_{12}+K_{10}}{K_{21}} - 1\right)^2 + \frac{4K_{12}}{K_{21}}}}} \times$$

$$\left|w^2 - \left(\frac{K_{12}+K_{10}}{K_{21}} - 1\right)w - \frac{K_{12}}{K_{21}}\right|^{-\frac{1}{2}}$$

since $\xi_2 = w\xi_1$, where $\begin{cases} \xi_1 = A_c - \dfrac{\alpha u_0 + \beta u_0}{K_{10}} \\ \xi_2 = A_p - \dfrac{\alpha K_{12}u_0 + \beta(K_{10}+K_{12})u_0}{K_{10}K_{21}} \end{cases}$ and

$$\frac{\xi_2}{\xi_1} = \frac{A_p - \frac{\alpha K_{12}u_0 + \beta(K_{10}+K_{12})u_0}{K_{10}K_{21}}}{A_c - \frac{\alpha u_0 + \beta u_0}{K_{10}}}.$$

For this curve to pass through $(A_c, A_p) = (0, 0)$, and we obtain

$$-\frac{\alpha u_0 + \beta u_0}{K_{10}} = C_6 \times$$

$$\left| \begin{array}{cc} \dfrac{\frac{\alpha K_{12}u_0 + \beta(K_{10}+K_{12})u_0}{K_{10}K_{21}}}{\frac{\alpha u_0 + \beta u_0}{K_{10}}} - \dfrac{\frac{K_{12}+K_{10}}{K_{21}} - 1 - \sqrt{\left(\frac{K_{12}+K_{10}}{K_{21}}-1\right)^2 + \frac{4K_{12}}{K_{21}}}}{2} & \dfrac{-\left(\frac{K_{12}+K_{10}}{K_{21}}+1\right)}{2\sqrt{\left(\frac{K_{12}+K_{10}}{K_{21}}-1\right)^2 + \frac{4K_{12}}{K_{21}}}} \\[2em] \dfrac{\frac{\alpha K_{12}u_0 + \beta(K_{10}+K_{12})u_0}{K_{10}K_{21}}}{\frac{\alpha u_0 + \beta u_0}{K_{10}}} - \dfrac{\frac{K_{12}+K_{10}}{K_{21}} - 1 + \sqrt{\left(\frac{K_{12}+K_{10}}{K_{21}}-1\right)^2 + \frac{4K_{12}}{K_{21}}}}{2} & \end{array} \right| \times$$

$$\left| \left(\dfrac{\frac{\alpha K_{12}u_0 + \beta(K_{10}+K_{12})u_0}{K_{10}K_{21}}}{\frac{\alpha u_0 + \beta u_0}{K_{10}}} \right)^2 - \left(\dfrac{K_{12}+K_{10}}{K_{21}} - 1 \right) \dfrac{\frac{\alpha K_{12}u_0 + \beta(K_{10}+K_{12})u_0}{K_{10}K_{21}}}{\frac{\alpha u_0 + \beta u_0}{K_{10}}} - \dfrac{K_{12}}{K_{21}} \right|^{-\frac{1}{2}}$$

i. e. , from above equation, we have that

$$C_6 = -\frac{\alpha u_0 + \beta u_0}{K_{10}} \times$$

$$\left| \begin{array}{cc} \dfrac{\frac{\alpha K_{12}u_0 + \beta(K_{10}+K_{12})u_0}{K_{10}K_{21}}}{\frac{\alpha u_0 + \beta u_0}{K_{10}}} - \dfrac{\frac{K_{12}+K_{10}}{K_{21}} - 1 - \sqrt{\left(\frac{K_{12}+K_{10}}{K_{21}}-1\right)^2 + \frac{4K_{12}}{K_{21}}}}{2} & \dfrac{\frac{K_{12}+K_{10}}{K_{21}}+1}{2\sqrt{\left(\frac{K_{12}+K_{10}}{K_{21}}-1\right)^2 + \frac{4K_{12}}{K_{21}}}} \\[2em] \dfrac{\frac{\alpha K_{12}u_0 + \beta(K_{10}+K_{12})u_0}{K_{10}K_{21}}}{\frac{\alpha u_0 + \beta u_0}{K_{10}}} - \dfrac{\frac{K_{12}+K_{10}}{K_{21}} - 1 + \sqrt{\left(\frac{K_{12}+K_{10}}{K_{21}}-1\right)^2 + \frac{4K_{12}}{K_{21}}}}{2} & \end{array} \right| \times$$

$$\left| \left(\dfrac{\frac{\alpha K_{12}u_0 + \beta(K_{10}+K_{12})u_0}{K_{10}K_{21}}}{\frac{\alpha u_0 + \beta u_0}{K_{10}}} \right)^2 - \left(\dfrac{K_{12}+K_{10}}{K_{21}} - 1 \right) \dfrac{\frac{\alpha K_{12}u_0 + \beta(K_{10}+K_{12})u_0}{K_{10}K_{21}}}{\frac{\alpha u_0 + \beta u_0}{K_{10}}} - \dfrac{K_{12}}{K_{21}} \right|^{\frac{1}{2}}$$

Hence, Γ^+ has equation

$$A_c - \frac{\alpha u_0 + \beta u_0}{K_{10}} = C_6 \times$$

$$\left| \begin{array}{cc} \dfrac{A_p - \frac{\alpha K_{12}u_0 + \beta(K_{10}+K_{12})u_0}{K_{10}K_{21}}}{A_c - \frac{\alpha u_0 + \beta u_0}{K_{10}}} - \dfrac{\frac{K_{12}+K_{10}}{K_{21}} - 1 - \sqrt{\left(\frac{K_{12}+K_{10}}{K_{21}}-1\right)^2 + \frac{4K_{12}}{K_{21}}}}{2} & \dfrac{-\left(\frac{K_{12}+K_{10}}{K_{21}}+1\right)}{2\sqrt{\left(\frac{K_{12}+K_{10}}{K_{21}}-1\right)^2 + \frac{4K_{12}}{K_{21}}}} \\[2em] \dfrac{A_p - \frac{\alpha K_{12}u_0 + \beta(K_{10}+K_{12})u_0}{K_{10}K_{21}}}{A_c - \frac{\alpha u_0 + \beta u_0}{K_{10}}} - \dfrac{\frac{K_{12}+K_{10}}{K_{21}} - 1 + \sqrt{\left(\frac{K_{12}+K_{10}}{K_{21}}-1\right)^2 + \frac{4K_{12}}{K_{21}}}}{2} & \end{array} \right| \times$$

$$\left| \left(\dfrac{A_p - \frac{\alpha K_{12}u_0 + \beta(K_{10}+K_{12})u_0}{K_{10}K_{21}}}{A_c - \frac{\alpha u_0 + \beta u_0}{K_{10}}} \right)^2 - \right.$$

$$\left. \left(\dfrac{K_{12}+K_{10}}{K_{21}} - 1 \right) \dfrac{A_p - \frac{\alpha K_{12}u_0 + \beta(K_{10}+K_{12})u_0}{K_{10}K_{21}}}{A_c - \frac{\alpha u_0 + \beta u_0}{K_{10}}} - \dfrac{K_{12}}{K_{21}} \right|^{-\frac{1}{2}}$$

with C_6 solved above.

Similarly, we can obtain that Γ^- has equation

$$A_c + \frac{\alpha u_0 + \beta u_0}{K_{10}} = C_6 \ \times$$

$$\left| \frac{A_p + \frac{\alpha K_{12}u_0 + \beta(K_{10}+K_{12})u_0}{K_{10}K_{21}}}{A_c + \frac{\alpha u_0 + \beta u_0}{K_{10}}} - \frac{\frac{K_{12}+K_{10}}{K_{21}} - 1 - \sqrt{\left(\frac{K_{12}+K_{10}}{K_{21}}-1\right)^2 + \frac{4K_{12}}{K_{21}}}}{2} \right|^{2\sqrt{\left(\frac{K_{12}+K_{10}}{K_{21}}-1\right)^2 + \frac{4K_{12}}{K_{21}}}}^{-\left(\frac{K_{12}+K_{10}}{K_{21}}+1\right)} \times$$

$$\left| \frac{A_p + \frac{\alpha K_{12}u_0 + \beta(K_{10}+K_{12})u_0}{K_{10}K_{21}}}{A_c + \frac{\alpha u_0 + \beta u_0}{K_{10}}} - \frac{\frac{K_{12}+K_{10}}{K_{21}} - 1 + \sqrt{\left(\frac{K_{12}+K_{10}}{K_{21}}-1\right)^2 + \frac{4K_{12}}{K_{21}}}}{2} \right|$$

$$\left| \left(\frac{A_p + \frac{\alpha K_{12}u_0 + \beta(K_{10}+K_{12})u_0}{K_{10}K_{21}}}{A_c + \frac{\alpha u_0 + \beta u_0}{K_{10}}} \right)^2 - \right.$$

$$\left. \left(\frac{K_{12}+K_{10}}{K_{21}} - 1 \right) \frac{A_p + \frac{\alpha K_{12}u_0 + \beta(K_{10}+K_{12})u_0}{K_{10}K_{21}}}{A_c + \frac{\alpha u_0 + \beta u_0}{K_{10}}} - \frac{K_{12}}{K_{21}} \right|^{-\frac{1}{2}}$$

And the switching curve is $\Gamma = \Gamma^+ \cup \Gamma^-$.

(3) If $\left(\frac{K_{12}+K_{10}}{K_{21}} - 1 \right)^2 + \frac{4K_{12}}{K_{21}} < 0$, then $-\left(\frac{K_{12}+K_{10}}{K_{21}} - 1 \right)^2 - \frac{4K_{12}}{K_{21}} > 0$

and

$$\frac{1}{2} \left(\frac{K_{12}+K_{10}}{K_{21}} + 1 \right) \int \frac{1}{w^2 - \left(\frac{K_{12}+K_{10}}{K_{21}} - 1 \right)w - \frac{K_{12}}{K_{21}}} \, dw$$

$$= \frac{1}{2} \left(\frac{K_{12}+K_{10}}{K_{21}} + 1 \right) \int \frac{1}{\left(w - \frac{\frac{K_{12}+K_{10}}{K_{21}}-1}{2} \right)^2 - \left(\frac{\frac{K_{12}+K_{10}}{K_{21}}-1}{2} \right)^2 - \frac{K_{12}}{K_{21}}} \, dw$$

$$= \frac{1}{2} \left(\frac{K_{12}+K_{10}}{K_{21}} + 1 \right) \int \frac{1}{\left(w - \frac{\frac{K_{12}+K_{10}}{K_{21}}-1}{2} \right)^2 + \frac{-\left(\frac{K_{12}+K_{10}}{K_{21}}-1\right)^2 - \frac{4K_{12}}{K_{21}}}{4}} \, dw$$

$$= \frac{\frac{1}{2}\left(\frac{K_{12}+K_{10}}{K_{21}} + 1 \right)}{\frac{-\left(\frac{K_{12}+K_{10}}{K_{21}}-1\right)^2 - \frac{4K_{12}}{K_{21}}}{4}} \int \frac{1}{\left(\frac{w - \frac{\frac{K_{12}+K_{10}}{K_{21}}-1}{2}}{\sqrt{\frac{-\left(\frac{K_{12}+K_{10}}{K_{21}}-1\right)^2 - \frac{4K_{12}}{K_{21}}}{4}}} \right)^2 + 1} \, dw$$

$$= \frac{\frac{1}{2}\left(\frac{K_{12}+K_{10}}{K_{21}} + 1 \right) \sqrt{\frac{-\left(\frac{K_{12}+K_{10}}{K_{21}}-1\right)^2 - \frac{4K_{12}}{K_{21}}}{4}}}{\frac{-\left(\frac{K_{12}+K_{10}}{K_{21}}-1\right)^2 - \frac{4K_{12}}{K_{21}}}{4}} \arctan\left(\frac{w - \frac{\frac{K_{12}+K_{10}}{K_{21}}-1}{2}}{\sqrt{\frac{-\left(\frac{K_{12}+K_{10}}{K_{21}}-1\right)^2 - \frac{4K_{12}}{K_{21}}}{4}}} \right) + C_7$$

$$= \frac{\frac{1}{2}\left(\frac{K_{12}+K_{10}}{K_{21}} + 1 \right)}{\sqrt{\frac{-\left(\frac{K_{12}+K_{10}}{K_{21}}-1\right)^2 - \frac{4K_{12}}{K_{21}}}{4}}} \arctan\left(\frac{w - \frac{\frac{K_{12}+K_{10}}{K_{21}}-1}{2}}{\sqrt{\frac{-\left(\frac{K_{12}+K_{10}}{K_{21}}-1\right)^2 - \frac{4K_{12}}{K_{21}}}{4}}} \right) + C_7$$

We then have that

$$\int \frac{d\xi_1}{\xi_1} = -\frac{1}{2}\ln\left|w^2 - \left(\frac{K_{12}+K_{10}}{K_{21}} - 1\right)w - \frac{K_{12}}{K_{21}}\right| +$$

$$\frac{\frac{1}{2}\left(\frac{K_{12}+K_{10}}{K_{21}} + 1\right)}{\sqrt{-\left(\frac{K_{12}+K_{10}}{K_{21}} - 1\right)^2 - \frac{4K_{12}}{K_{21}}}} \arctan\left(\frac{w - \frac{\frac{K_{12}+K_{10}}{K_{21}} - 1}{2}}{\sqrt{-\left(\frac{K_{12}+K_{10}}{K_{21}} - 1\right)^2 - \frac{4K_{12}}{K_{21}}}}\right) + C_7$$

i. e.

$$\ln|\xi_1| = -\frac{1}{2}\ln\left|w^2 - \left(\frac{K_{12}+K_{10}}{K_{21}} - 1\right)w - \frac{K_{12}}{K_{21}}\right| +$$

$$\frac{\frac{1}{2}\left(\frac{K_{12}+K_{10}}{K_{21}} + 1\right)}{\sqrt{-\left(\frac{K_{12}+K_{10}}{K_{21}} - 1\right)^2 - \frac{4K_{12}}{K_{21}}}} \arctan\left(\frac{w - \frac{\frac{K_{12}+K_{10}}{K_{21}} - 1}{2}}{\sqrt{-\left(\frac{K_{12}+K_{10}}{K_{21}} - 1\right)^2 - \frac{4K_{12}}{K_{21}}}}\right) + C_7$$

where C_7 is a constant.

In other words

$$\xi_1\left|w^2 - \left(\frac{K_{12}+K_{10}}{K_{21}} - 1\right)w - \frac{K_{12}}{K_{21}}\right|^{\frac{1}{2}}$$

$$= C_8 \exp\left[\frac{\frac{1}{2}\left(\frac{K_{12}+K_{10}}{K_{21}} + 1\right)}{\sqrt{-\left(\frac{K_{12}+K_{10}}{K_{21}} - 1\right)^2 - \frac{4K_{12}}{K_{21}}}} \arctan\left(\frac{w - \frac{\frac{K_{12}+K_{10}}{K_{21}} - 1}{2}}{\sqrt{-\left(\frac{K_{12}+K_{10}}{K_{21}} - 1\right)^2 - \frac{4K_{12}}{K_{21}}}}\right)\right]$$

where $C_8 = \pm e^{C_7}$ is a constant, and solving for ξ_1 we obtain

$$\xi_1 = C_8 \exp\left[\frac{\frac{1}{2}\left(\frac{K_{12}+K_{10}}{K_{21}} + 1\right)}{\sqrt{-\left(\frac{K_{12}+K_{10}}{K_{21}} - 1\right)^2 - \frac{4K_{12}}{K_{21}}}} \arctan\left(\frac{w - \frac{\frac{K_{12}+K_{10}}{K_{21}} - 1}{2}}{\sqrt{-\left(\frac{K_{12}+K_{10}}{K_{21}} - 1\right)^2 - \frac{4K_{12}}{K_{21}}}}\right)\right] \times$$

$$\left(\left|w^2 - \left(\frac{K_{12}+K_{10}}{K_{21}} - 1\right)w - \frac{K_{12}}{K_{21}}\right|^{-\frac{1}{2}}\right)$$

$$= C_8 \exp\left[\frac{\frac{1}{2}\left(\frac{K_{12}+K_{10}}{K_{21}} + 1\right)}{\sqrt{-\left(\frac{K_{12}+K_{10}}{K_{21}} - 1\right)^2 - \frac{4K_{12}}{K_{21}}}} \arctan\left(\frac{\frac{\xi_2}{\xi_1} - \frac{\frac{K_{12}+K_{10}}{K_{21}} - 1}{2}}{\sqrt{-\left(\frac{K_{12}+K_{10}}{K_{21}} - 1\right)^2 - \frac{4K_{12}}{K_{21}}}}\right)\right] \times$$

$$\left(\left|\left(\frac{\xi_2}{\xi_1}\right)^2 - \left(\frac{K_{12}+K_{10}}{K_{21}} - 1\right)\frac{\xi_2}{\xi_1} - \frac{K_{12}}{K_{21}}\right|^{-\frac{1}{2}}\right)$$

since $\xi_2 = w\xi_1$

Substitude $\begin{cases} \xi_1 = A_c - \dfrac{\alpha u_0 + \beta u_0}{K_{10}} \\ \xi_2 = A_p - \dfrac{\alpha K_{12} u_0 + \beta(K_{10} + K_{12}) u_0}{K_{10} K_{21}} \end{cases}$ to the above expression,

we obtain

$$A_c - \frac{\alpha u_0 + \beta u_0}{K_{10}} = C_8 \times$$

$$\exp\left[\frac{\frac{1}{2}\left(\frac{K_{12}+K_{10}}{K_{21}}+1\right)}{\sqrt{-\left(\frac{K_{12}+K_{10}}{K_{21}}-1\right)^2 - \frac{4K_{12}}{K_{21}}}} \arctan\left(\frac{\frac{A_p - \frac{\alpha K_{12}u_0+\beta(K_{10}+K_{12})u_0}{K_{10}K_{21}}}{A_c - \frac{\alpha u_0+\beta u_0}{K_{10}}} - \frac{\frac{K_{12}+K_{10}}{K_{21}}-1}{2}}{\sqrt{-\left(\frac{K_{12}+K_{10}}{K_{21}}-1\right)^2 - \frac{4K_{12}}{K_{21}}}}\right)\right] \times$$

$$\left(\left|\left(\frac{A_p - \frac{\alpha K_{12}u_0+\beta(K_{10}+K_{12})u_0}{K_{10}K_{21}}}{A_c - \frac{\alpha u_0+\beta u_0}{K_{10}}}\right)^2 - \right.\right.$$

$$\left.\left.\left(\frac{K_{12}+K_{10}}{K_{21}}-1\right)\frac{A_p - \frac{\alpha K_{12}u_0+\beta(K_{10}+K_{12})u_0}{K_{10}K_{21}}}{A_c - \frac{\alpha u_0+\beta u_0}{K_{10}}} - \frac{K_{12}}{K_{21}}\right|^{-\frac{1}{2}}\right)$$

For this curve to pass through $(A_c, A_p) = (0, 0)$, thus

$$0 - \frac{\alpha u_0 + \beta u_0}{K_{10}}$$

$$= C_8 \exp\left[\frac{\frac{1}{2}\left(\frac{K_{12}+K_{10}}{K_{21}}+1\right)}{\sqrt{-\left(\frac{K_{12}+K_{10}}{K_{21}}-1\right)^2 - \frac{4K_{12}}{K_{21}}}} \arctan\left(\frac{\frac{0 - \frac{\alpha K_{12}u_0+\beta(K_{10}+K_{12})u_0}{K_{10}K_{21}}}{0 - \frac{\alpha u_0+\beta u_0}{K_{10}}} - \frac{\frac{K_{12}+K_{10}}{K_{21}}-1}{2}}{\sqrt{-\left(\frac{K_{12}+K_{10}}{K_{21}}-1\right)^2 - \frac{4K_{12}}{K_{21}}}}\right)\right] \times$$

$$\left(\left|\left(\frac{0 - \frac{\alpha K_{12}u_0+\beta(K_{10}+K_{12})u_0}{K_{10}K_{21}}}{0 - \frac{\alpha u_0+\beta u_0}{K_{10}}}\right)^2 - \right.\right.$$

$$\left.\left.\left(\frac{K_{12}+K_{10}}{K_{21}}-1\right)\frac{0 - \frac{\alpha K_{12}u_0+\beta(K_{10}+K_{12})u_0}{K_{10}K_{21}}}{0 - \frac{\alpha u_0+\beta u_0}{K_{10}}} - \frac{K_{12}}{K_{21}}\right|^{-\frac{1}{2}}\right)$$

i. e.

$$-\frac{\alpha u_0 + \beta u_0}{K_{10}}$$

$$= C_8 \exp\left[\frac{\frac{1}{2}\left(\frac{K_{12}+K_{10}}{K_{21}}+1\right)}{\sqrt{-\left(\frac{K_{12}+K_{10}}{K_{21}}-1\right)^2 - \frac{4K_{12}}{K_{21}}}} \arctan\left(\frac{\frac{K_{12}\alpha+(K_{10}+K_{12})\beta}{K_{21}(\alpha+\beta)} - \frac{\frac{K_{12}+K_{10}}{K_{21}}-1}{2}}{\sqrt{-\left(\frac{K_{12}+K_{10}}{K_{21}}-1\right)^2 - \frac{4K_{12}}{K_{21}}}}\right)\right] \times$$

$$\left(\left|\left(\frac{K_{12}\alpha + (K_{10}+K_{12})\beta}{K_{21}(\alpha+\beta)}\right)^2 - \right.\right.$$

$$\left(\frac{K_{12}+K_{10}}{K_{21}} - 1 \right) \frac{K_{12}\alpha + (K_{10}+K_{12})\beta}{K_{21}(\alpha+\beta)} - \frac{K_{12}}{K_{21}} \bigg|^{-\frac{1}{2}} \right)$$

and solving for C_8 gives

$$C_8 = -\frac{\alpha u_0 + \beta u_0}{K_{10}} \times$$

$$\frac{\left| \left(\frac{K_{12}\alpha+(K_{10}+K_{12})\beta}{K_{21}(\alpha+\beta)} \right)^2 - \left(\frac{K_{12}+K_{10}}{K_{21}} - 1 \right) \frac{K_{12}\alpha+(K_{10}+K_{12})\beta}{K_{21}(\alpha+\beta)} - \frac{K_{12}}{K_{21}} \right|^{\frac{1}{2}}}{\exp\left[\frac{\frac{1}{2}\left(\frac{K_{12}+K_{10}}{K_{21}}+1 \right)}{\sqrt{-\left(\frac{K_{12}+K_{10}}{K_{21}}-1 \right)^2 - \frac{4K_{12}}{K_{21}}}} \arctan\left(\frac{\frac{K_{12}\alpha+(K_{10}+K_{12})\beta}{K_{21}(\alpha+\beta)} - \frac{\frac{K_{12}+K_{10}}{K_{21}}-1}{2}}{\sqrt{-\left(\frac{K_{12}+K_{10}}{K_{21}}-1 \right)^2 - \frac{4K_{12}}{K_{21}}}} \right) \right]}$$

Hence, Γ^+ has equation

$$A_c - \frac{\alpha u_0 + \beta u_0}{K_{10}} = C_8 \times$$

$$\exp\left[\frac{\frac{1}{2}\left(\frac{K_{12}+K_{10}}{K_{21}}+1 \right)}{\sqrt{-\left(\frac{K_{12}+K_{10}}{K_{21}}-1 \right)^2 - \frac{4K_{12}}{K_{21}}}} \arctan\left(\frac{\frac{A_p - \frac{\alpha K_{12}u_0 + \beta(K_{10}+K_{12})u_0}{K_{10}K_{21}}}{A_c - \frac{\alpha u_0 + \beta u_0}{K_{10}}} - \frac{\frac{K_{12}+K_{10}}{K_{21}}-1}{2}}{\sqrt{-\left(\frac{K_{12}+K_{10}}{K_{21}}-1 \right)^2 - \frac{4K_{12}}{K_{21}}}} \right) \right] \times$$

$$\left(\left| \left(\frac{A_p - \frac{\alpha K_{12}u_0 + \beta(K_{10}+K_{12})u_0}{K_{10}K_{21}}}{A_c - \frac{\alpha u_0 + \beta u_0}{K_{10}}} \right)^2 - \right. \right.$$

$$\left. \left. \left(\frac{K_{12}+K_{10}}{K_{21}} - 1 \right) \frac{A_p - \frac{\alpha K_{12}u_0 + \beta(K_{10}+K_{12})u_0}{K_{10}K_{21}}}{A_c - \frac{\alpha u_0 + \beta u_0}{K_{10}}} - \frac{K_{12}}{K_{21}} \right|^{-\frac{1}{2}} \right)$$

with C_8 solved above.

Similarly, we can see that Γ^- has equation

$$A_c + \frac{\alpha u_0 + \beta u_0}{K_{10}} = C_8 \times$$

$$\exp\left[\frac{\frac{1}{2}\left(\frac{K_{12}+K_{10}}{K_{21}}+1 \right)}{\sqrt{-\left(\frac{K_{12}+K_{10}}{K_{21}}-1 \right)^2 - \frac{4K_{12}}{K_{21}}}} \arctan\left(\frac{\frac{A_p + \frac{\alpha K_{12}u_0 + \beta(K_{10}+K_{12})u_0}{K_{10}K_{21}}}{A_c + \frac{\alpha u_0 + \beta u_0}{K_{10}}} - \frac{\frac{K_{12}+K_{10}}{K_{21}}-1}{2}}{\sqrt{-\left(\frac{K_{12}+K_{10}}{K_{21}}-1 \right)^2 - \frac{4K_{12}}{K_{21}}}} \right) \right] \times$$

$$\left(\left| \left(\frac{A_p + \frac{\alpha K_{12}u_0 + \beta(K_{10}+K_{12})u_0}{K_{10}K_{21}}}{A_c + \frac{\alpha u_0 + \beta u_0}{K_{10}}} \right)^2 - \right. \right.$$

$$\left. \left. \left(\frac{K_{12}+K_{10}}{K_{21}} - 1 \right) \frac{A_p + \frac{\alpha K_{12}u_0 + \beta(K_{10}+K_{12})u_0}{K_{10}K_{21}}}{A_c + \frac{\alpha u_0 + \beta u_0}{K_{10}}} - \frac{K_{12}}{K_{21}} \right|^{-\frac{1}{2}} \right)$$

Again, the switching curve is $\Gamma = \Gamma^+ \cup \Gamma^-$.

❸
The First-order Compartment Stochastic Models

3. 1 The First-order 1-Compartment Stochastic Model

From the above discussion, we see that the optimal control occurs at u_0. Thus, we revise the first-order compartment optimal control model (2-1) as

$$\begin{cases} \dfrac{\mathrm{d}A_a}{\mathrm{d}t} = -K_a A_a + \alpha u_0 \\[2mm] \dfrac{\mathrm{d}A_c}{\mathrm{d}t} = K_a A_a - K_{10} A_c + \beta u_0 \end{cases} \tag{3-1}$$

We assume that the stochastic perturbations of the variables around their values given in (2-2), $P^+ := \begin{pmatrix} \frac{\alpha u_0}{K_a} \\ \frac{(\alpha+\beta)u_0}{K_{10}} \end{pmatrix} = \begin{pmatrix} A_a^* \\ A_c^* \end{pmatrix}$ are white noise type, which are proportional to the distances of A_a, A_c from the values A_a^*, A_c^*. We the arrive to the system

$$\begin{cases} \mathrm{d}A_a = (-K_a A_a + \alpha u_0)\mathrm{d}t + \sigma_1(A_a - A_a^*)\mathrm{d}\xi_t^1 \\[2mm] \mathrm{d}A_c = (K_a A_a - K_{10} A_c + \beta u_0)\mathrm{d}t + \sigma_2(A_c - A_c^*)\mathrm{d}\xi_t^2 \end{cases} \tag{3-2}$$

where σ_1 and σ_2 are real constants, and can be defined as the intensities of stochasticity, and $\xi_t = (\xi_t^1, \xi_t^2)$ is a 2-dimensional white noise process. We wonder whether the dynamical behavior of model (3-1) is robust with respect to such a kind of stochastic perturbations by investigating the asymptotic stochastic stability behavior of equilibrium P^+ for $(3-2)$, and comparing the results with those obtained for the system $(3-1)$.

Let $X_1 = A_a - A_a^* = A_a - \dfrac{\alpha u_0}{K_a}$ and $X_2 = A_c - A_c^* = A_c - \dfrac{(\alpha+\beta) u_0}{K_{10}}$, then $A_a = X_1 + \dfrac{\alpha u_0}{K_a}$

and $A_c = X_2 + \dfrac{(\alpha+\beta) u_0}{K_{10}}$. Substituting them into the above system $(3-2)$, then

we gather

$$\begin{cases} dX_1 = \left[-K_a \left(X_1 + \dfrac{\alpha u_0}{K_a} \right) + \alpha u_0 \right] dt + \sigma_1 X_1 d\xi_t^1, \\ dX_2 = \left[K_a \left(X_1 + \dfrac{\alpha u_0}{K_a} \right) - K_{10} \left(X_2 + \dfrac{(\alpha + \beta) u_0}{K_{10}} \right) + \beta u_0 \right] dt + \sigma_2 X_2 d\xi_t^2 \end{cases}$$

And after simplification, we arrive to a first order 1-compartment SDE model:

$$\begin{cases} dX_1 = -K_a X_1 dt + \sigma_1 X_1 d\xi_t^1 \\ dX_2 = (K_a X_1 - K_{10} X_2) dt + \sigma_2 X_2 d\xi_t^2 \end{cases} \tag{3-3}$$

We write $dX_1 = -K_a X_1 dt + \sigma_1 X_1 d\xi_t^1$ as

$$\frac{dX_1}{X_1} = -K_a dt + \sigma_1 d\xi_t^1$$

and integrating we obtain

$$\int_0^t \frac{dX_1}{X_1} = \int_0^t -K_a dt + \int_0^t \sigma_1 d\xi_t^1 = -K_a t + \sigma_1 \xi_t^1 \tag{3-4}$$

The $It\hat{o}'s$ formula [see Theorem (1.2)]

$$dg(t, X_1) = \frac{\partial g}{\partial t}(t, X_1) dt + \frac{\partial g}{\partial x}(t, X_1) dX_1 + \frac{1}{2} \frac{\partial^2 g}{\partial x^2}(t, X_1) \cdot (dX_1)^2$$

with the choice $g(t, x) = \ln x$, yields

$$\frac{\partial g}{\partial t}(t, X_1) = 0, \quad \frac{\partial g}{\partial x}(t, X_1) = \frac{1}{X_1}, \quad \text{and} \quad \frac{\partial^2 g}{\partial x^2}(t, X_1) = -\frac{1}{X_1^2}$$

In our case, this implies

$$\begin{aligned} d\ln X_1 &= \frac{1}{X_1} dX_1 - \frac{1}{2X_1^2} (dX_1)^2 \\ &= \frac{1}{X_1} dX_1 - \frac{1}{2X_1^2} (-K_a X_1 dt + \sigma_1 X_1 d\xi_t^1)^2 \\ &= \frac{1}{X_1} dX_1 - \frac{1}{2X_1^2} (K_a^2 X_1^2 (dt)^2 - 2K_a \sigma_1 X_1^2 dt \cdot d\xi_t^1 + \sigma_1^2 X_1^2 (d\xi_t^1)^2) \end{aligned}$$

$$= \frac{1}{X_1}dX_1 - \frac{1}{2X_1^2}(K_a^2 X_1^2 \cdot 0 - 2K_a\sigma_1 X_1^2 \cdot 0 + \sigma_1^2 X_1^2 dt)$$

$$= \frac{1}{X_1}dX_1 - \frac{\sigma_1^2}{2}dt$$

i. e.

$$d\ln X_1 = \frac{1}{X_1}dX_1 - \frac{\sigma_1^2}{2}dt$$

So $\ln X_1(t) - \ln X_1(0) = \int_0^t \frac{1}{X_1(s)}dX_1(s) - \frac{\sigma_1^2 t}{2},$

i. e.

$$\int_0^t \frac{1}{X_1(s)}dX_1(s) = \ln\left(\frac{X_1(t)}{X_1(0)}\right) + \frac{\sigma_1^2 t}{2} \qquad (3-5)$$

From $(3-4)$ and $(3-5)$, we find that

$$-K_a t + \sigma_1 \xi_t^1 = \int_0^t \frac{1}{X_1(s)}dX_1(s) = \ln\left(\frac{X_1(t)}{X_1(0)}\right) + \frac{\sigma_1^2 t}{2}$$

i. e.

$$\ln\left(\frac{X_1(t)}{X_1(0)}\right) = -K_a t + \sigma_1 \xi_t^1 - \frac{\sigma_1^2 t}{2} = \sigma_1 \xi_t^1 - \left(K_a + \frac{\sigma_1^2}{2}\right)t$$

We can then conclude that the solution to $\dfrac{dX_1}{X_1} = -K_a dt + \sigma_1 d\xi_t^1$ is $X_1(t) = X_1(0)$

$\exp\left(\sigma_1 \xi_t^1 - \left(K_\alpha + \dfrac{\sigma_1^2}{2}\right)t\right),$ which is a so-called geometric Brownian motion

(GBM).

If ξ_t^1 is independent of $X_1(0)$, we have that

$$E(X_1(t)) = E\left(X_1(0)\exp\left(\sigma_1 \xi_t^1 - \left(K_a + \frac{\sigma_1^2 t}{2}\right)t\right)\right) = X_1(0)e^{-K_a t}$$

and

$$Var(X_1(t)) = Var\left(X_1(0)\exp\left(\sigma_1 \xi_t^1 - \left(K_a + \frac{\sigma_1^2}{2}\right)t\right)\right)$$

$$= X_1^2(0)e^{-2K_a t}(e^{\sigma_1^2} - 1)$$

The probability density function of $X_1(t)$ is

$$f_{X_1}(x, K_a, \sigma_1, t) = \frac{1}{\sqrt{2\pi t}\sigma_1 x}\exp\left(-\frac{\left(\ln x - \ln x(0) + \left(K_a + \frac{\sigma_1^2}{2}\right)\right)^2}{2\sigma_1^2 t}\right)$$

MODIFICATION OF THE COMPARTMENTAL PHARMACOKINETIC MODELS

If $K_\alpha + \frac{\sigma_1^2}{2} > 0$, then $X_1(t) \to 0$ as $t \to \infty$, $P-a.\,s.$

If $K_\alpha + \frac{\sigma_1^2}{2} < 0$, then $X_1(t) \to \infty$ as $t \to \infty$, $P-a.\,s.$

If $K_a + \frac{\sigma_1^2}{2} = 0$, *then* $X_1(t)$ will fluctuate between arbitrary large and arbitrary small values as $t \to \infty$, $P-a.\,s.$

For $dX_2 = (K_\alpha X_1 - K_{10} X_2)\,dt + \sigma_2 X_2 d\xi_1^2$, we let $X_2 = g(t, \xi_t^2)$, and use *Itô's* formula [see Theorem (1.2)] to derive

$$dX_2 = dg(t, \xi_t^2)$$
$$= \frac{\partial g}{\partial t}(t, \xi_t^2)dt + \frac{\partial g}{\partial \xi_t^2}(t, \xi_t^2)d\xi_t^2 + \frac{1}{2}\frac{\partial^2 g}{\partial(\xi_t^2)^2}(t, \xi_t^2)\cdot(d\xi_t^2)^2$$
$$= \left(\frac{\partial g}{\partial t} + \frac{1}{2}\frac{\partial^2 g}{\partial(\xi_t^2)^2}\right)dt + \frac{\partial g}{\partial \xi_t^2}(t, \xi_t^2)d\xi_t^2$$

Thus

$$\begin{cases}\frac{\partial g}{\partial t} + \frac{1}{2}\frac{\partial^2 g}{\partial(\xi_t^2)^2} = K_a X_1 - K_{10} X_2 \\ \frac{\partial g}{\partial \xi_t^2} = \sigma_2 X_2\end{cases}$$

i. e.

$$\begin{cases}\frac{\partial g}{\partial t} + \frac{1}{2}\frac{\partial^2 g}{\partial(\xi_t^2)^2} = K_a X_1 - K_{10} g \\ \frac{\partial g}{\partial \xi_t^2} = \sigma_2 g\end{cases}$$

since $X_2 = g(t, \xi_t^2)$

From $\frac{\partial g}{\partial \xi_t^2} = \sigma_2 g$, we get $X_2 = g(t, \xi_t^2) = C(t)e^{\sigma_2 \xi_t^2}$, and substituting it into $\frac{\partial g}{\partial t} + \frac{1}{2}\frac{\partial^2 g}{\partial(\xi_t^2)^2} = K_a X_1 - K_{10} g$, we gather

$$K_a X_1 - K_{10} X_2$$
$$= K_a X_1 - K_{10} C(t)e^{\sigma_2 \xi_t^2}$$
$$= \frac{\partial g}{\partial t} + \frac{1}{2}\frac{\partial^2 g}{\partial(\xi_t^2)^2}$$
$$= C'(t)e^{\sigma_2 \xi_t^2} + \frac{1}{2}\frac{\partial}{\partial \xi_t^2}\left(\frac{\partial g}{\partial \xi_t^2}\right)$$

$$= C'(t)e^{\sigma_2 \xi_t^2} + \frac{1}{2}\frac{\partial(\sigma_2 g)}{\partial \xi_t^2}, \quad \text{since} \quad \frac{\partial g}{\partial \xi_t^2} = \sigma_2 g$$

$$= C'(t)e^{\sigma_2 \xi_t^2} + \frac{\sigma_2}{2}\frac{\partial g}{\partial \xi_t^2}$$

$$= C'(t)e^{\sigma_2 \xi_t^2} + \frac{\sigma_2^2 g}{2}, \quad \text{since} \quad \frac{\partial g}{\partial \xi_t^2} = \sigma_2 g$$

$$= C'(t)e^{\sigma_2 \xi_t^2} + \frac{\sigma_2^2}{2}C(t)e^{\sigma_2 \xi_t^2}$$

So

$$K_a X_1 - K_{10}C(t)e^{\sigma_2 \xi_t^2} = C'(t)e^{\sigma_2 \xi_t^2} + \frac{\sigma_2^2}{2}C(t)e^{\sigma_2 \xi_t^2}$$

i. e.

$$C'(t) + \left(\frac{\sigma_2^2}{2} + K_{10}\right)C(t) = K_a X_1 e^{-\sigma_2 \xi_t^2}$$

If we multiply by $e^{\left(\frac{\sigma_2^2}{2} + K_{10}\right)t}$ both sides of above equation, we have

$$e^{\left(\frac{\sigma_2^2}{2} + K_{10}\right)t}C'(t) + e^{\left(\frac{\sigma_2^2}{2} + K_{10}\right)t}\left(\frac{\sigma_2^2}{2} + K_{10}\right)C(t)$$

$$= K_a X_1 e^{-\sigma_2 \xi_t^2}e^{\left(\frac{\sigma_2^2}{2} + K_{10}\right)t}$$

i. e.

$$\left(e^{\left(\frac{\sigma_2^2}{2} + K_{10}\right)t}C(t)\right)' = K_a X_1 e^{\left(\frac{\sigma_2^2}{2} + K_{10}\right)t - \sigma_2 \xi_t^2}$$

Integrating then gives

$$e^{\left(\frac{\sigma_2^2}{2} + K_{10}\right)t}C(t) = C(0) + \int_0^t K_a X_1 e^{\left(\frac{\sigma_2^2}{2} + K_{10}\right)s - \sigma_2 \xi_s^2}\, ds$$

where $C(0) = X_2(0)e^{-\sigma_2 \xi_0^2} = X_2(0)$, since $X_2 = C(t)e^{\sigma_2 \xi_t^2}$ and $\xi_0^2 = 0$, and we have

$$C(t) = X_2(0)e^{-\left(\frac{\sigma_2^2}{2} + K_{10}\right)t} + e^{-\left(\frac{\sigma_2^2}{2} + K_{10}\right)t}\int_0^t K_a X_1 e^{\left(\frac{\sigma_2^2}{2} + K_{10}\right)s - \sigma_2 \xi_s^2}\, ds$$

Therefore

$$X_2(t) = C(t)e^{\sigma_2 \xi_t^2}$$

$$= \left(X_2(0)e^{-\left(\frac{\sigma_2^2}{2} + K_{10}\right)t} + e^{-\left(\frac{\sigma_2^2}{2} + K_{10}\right)t}\int_0^t K_a X_1 e^{\left(\frac{\sigma_2^2}{2} + K_{10}\right)s - \sigma_2 \xi_s^2}\, ds\right)e^{\sigma_2 \xi_t^2}$$

$$= X_2(0)e^{-\left(\frac{\sigma_2^2}{2} + K_{10}\right)t + \sigma_2 \xi_t^2} + e^{-\left(\frac{\sigma_2^2}{2} + K_{10}\right)t + \sigma_2 \xi_t^2}\int_0^t K_a X_1 e^{\left(\frac{\sigma_2^2}{2} + K_{10}\right)s - \sigma_2 \xi_s^2}\, ds$$

$$=X_2(0)e^{-\left(\frac{\sigma_2^2}{2}+K_{10}\right)t+\sigma_2\xi_t^2} +$$

$$e^{-\left(\frac{\sigma_2^2}{2}+K_{10}\right)t+\sigma_2\xi_t^2} \int_0^t K_a\left(X_1(0)e^{\sigma_1\xi_s^1-\left(K_a+\frac{\sigma_1^2}{2}\right)s}\right)e^{\left(\frac{\sigma_2^2}{2}+K_{10}\right)s-\sigma_2\xi_s^2}\,ds$$

$$\left(\text{since}\quad X_1(t)=X_1(0)\exp\left(\sigma_1\xi_t^1-\left(K_a+\frac{\sigma_1^2}{2}\right)t\right)\right)$$

$$=X_2(0)e^{\sigma_2\xi_t^2-\left(\frac{\sigma_2^2}{2}+K_{10}\right)t}K_aX_1(0)e^{\sigma_2\xi_t^2-\left(\frac{\sigma_2^2}{2}+K_{10}\right)t}\times$$

$$\int_0^t e^{\sigma_1\xi_s^1-\sigma_2\xi_s^2+\left[\left(\frac{\sigma_2^2}{2}+K_{10}\right)-\left(K_a+\frac{\sigma_1^2}{2}\right)\right]s}\,ds$$

which gives

$$X_2(t)=X_2(0)e^{\sigma_2\xi_t^2-\left(\frac{\sigma_2^2}{2}+K_{10}\right)t}$$
$$+K_aX_1(0)e^{\sigma_2\xi_t^2-\left(\frac{\sigma_2^2}{2}+K_{10}\right)t}\int_0^t e^{\sigma_1\xi_s^1-\sigma_2\xi_s^2+\left[\left(\frac{\sigma_2^2}{2}+K_{10}\right)-\left(K_a+\frac{\sigma_1^2}{2}\right)\right]s}\,ds$$

In conclusion, the solution of the system (3-3) is

$$\begin{cases} X_1(t)=X_1(0)\exp\left(\sigma_1\xi_t^1-\left(K_a+\frac{\sigma_1^2}{2}\right)t\right)\\ X_2(t)=X_2(0)e^{\sigma_2\xi_t^2-\left(\frac{\sigma_2^2}{2}+K_{10}\right)t}+\\ \quad K_aX_1(0)e^{\sigma_2\xi_t^2-\left(\frac{\sigma_2^2}{2}+K_{10}\right)t}\int_0^t e^{\sigma_1\xi_s^1-\sigma_2\xi_s^2+\left[\left(\frac{\sigma_2^2}{2}+K_{10}\right)-\left(K_a+\frac{\sigma_1^2}{2}\right)\right]s}\,ds \end{cases}$$

Note that the system (3-3) can be represented as an *Itô* stochastic differential system of the type

$$dX_t = f(t,X_t)dt + g(t,X_t)d\xi_t \qquad (3-6)$$
$$X_{t_0}=X_0,\quad t\in[t_0,t_f]$$

where the solution $\{X_t, t\in[t_0,t_f](t>0)\}$ is an *Itô* diffusion, f is the slowly varying continuous component or drift coefficient, g is the rapidly varying continuous random component or diffusion coefficient, and ξ_t is a multidimensional stochastic process having scalar Wiener process components with increments $\Delta\xi_t^j=\xi_{t+\Delta t}^j-\xi_t^j=\xi_j(t+\Delta t)+\xi_j(t)$, which are independent Gaussian random variables $N(0,\Delta_t)$ distributed.

Comparing system (3-3) and (3-6), we see that

$$X_t=(X_1\quad X_2)^T,\quad \xi_t=(\xi_t^1\quad \xi_t^2)^T$$

$$f = \begin{bmatrix} -K_a X_1 \\ K_a X_1 - K_{10} X_2 \end{bmatrix} = \begin{bmatrix} -K_a & 0 \\ K_a & -K_{10} \end{bmatrix} X_t$$

$$g = \begin{bmatrix} \sigma_1 & 0 \\ 0 & \sigma_2 \end{bmatrix} X_t$$

Since the diffusion matrix g depends on the solution $X_t = (X_1, X_2)^T$, system (3-3) is said to have multiplicative noise. Furthermore, from the diagonal form of the diffusion matrix g, system (3-3) is said to have (multiplicative) diagonal noise.

3.2   The First-Order 2-Compartment Stochastic Model

Since the optimal control occurs at u_0, we revise the first-order 2-compartment model (2-3) as

$$\begin{cases} \dfrac{\mathrm{d}A_c}{\mathrm{d}t} = -(K_{10} + K_{12})A_c + K_{21}A_p + \alpha u_0 \\ \dfrac{\mathrm{d}A_p}{\mathrm{d}t} = K_{12}A_c - K_{21}A_p + \beta u_0 \end{cases} \tag{3-7}$$

we assume that the stochastic perturbations of the variables around their va

lues given in (2-4), $P^+ := \left(\begin{array}{c} \frac{\alpha u_0 + \beta u_0}{K_{10}} \\ \frac{\alpha K_{12}u_0 + \beta(K_{10} + K_{12})u_0}{K_{10}K_{21}} \end{array} \right) := \left(\begin{array}{c} A_a^* \\ A_c^* \end{array} \right)$ are of white noise

type, which are proportional to the distances of A_c, A_p from the values A_c^*, A_p^*. We then arrive to the system

$$\begin{cases} \mathrm{d}A_c = [-(K_{10} + K_{12})A_c + K_{21}A_p + \alpha u_0]\mathrm{d}t + \sigma_1(A_c - A_c^*)\mathrm{d}\xi_t^1 \\ \mathrm{d}A_p = (K_{12}A_c - K_{21}A_p + \beta u_0)\mathrm{d}t + \sigma_2(A_p - A_p^*)\mathrm{d}\xi_t^2 \end{cases} \tag{3-8}$$

where σ_1 and σ_2 are real constants, and can be defined as the intensities of stochasticity, and $\xi_t = (\xi_t^1, \xi_t^2)$ is a 2-dimensional white noise process. We wonder whether the dynamical behavior of model (3-7) is robust with respect to such a kind of stochastic perturbations by investigating the asymptotic stochastic stability behavior of equilibrium P^+ for (3-8), and comparing the results with those obtained for the system (3-7).

Let $X_1 = A_c - A_c^* = A_c - \dfrac{\alpha u_0 + \beta u_0}{K_{10}}$ and $X_2 = A_p - A_p^* = A_p - \dfrac{\alpha K_{12} u_0 + \beta (K_{10} + K_{12}) u_0}{K_{10} K_{21}}$,

then $A_c = X_1 + \dfrac{(\alpha + \beta) u_0}{K_{10}}$ and $A_p = X_2 + \dfrac{\alpha K_{12} u_0 + \beta (K_{10} + K_{12}) u_0}{K_{10} K_{12}}$. Substituting them in-

to the above system $(3-8)$, we gather

$$
\begin{cases}
dX_1 = \Big[-(K_{10} + K_{12})\Big(X_1 + \dfrac{(\alpha + \beta) u_0}{K_{10}} \Big) \\
\qquad + K_{21}\Big(X_2 + \dfrac{\alpha K_{12} u_0 + \beta (K_{10} + K_{12}) u_0}{K_{10} K_{21}} \Big) + \alpha u_0 \Big] dt + \sigma_1 X_1 d\xi_t^1 \\
dX_2 = \Big[K_{12}\Big(X_1 + \dfrac{(\alpha + \beta) u_0}{K_{10}} \Big) \\
\qquad - K_{21}\Big(X_2 + \dfrac{\alpha K_{12} u_0 + \beta (K_{10} + K_{12}) u_0}{K_{10} K_{21}} \Big) + \beta u_0 \Big] dt + \sigma_2 X_2 d\xi_t^2
\end{cases}
$$

and after simplification, we arrive to

$$
\begin{cases}
dX_1 = [-(K_{10} + K_{12})X_1 + K_{21}X_2]dt + \sigma_1 X_1 d\xi_t^1 \\
dX_2 = (K_{12}X_1 - K_{21}X_2)dt + \sigma_2 X_2 d\xi_t^2
\end{cases}
\tag{3-9}
$$

Let $X_1 = g_1(t, \xi_t^1, \xi_t^2)$ and $X_2 = g_2(t, \xi_t^1, \xi_t^2)$, then the $Ito's$ formula [see Theorem (1.2)] yields

$$dX_1 = dg_1(t, \xi_t^1, \xi_t^2)$$

$$= \frac{\partial g_1}{\partial t}dt + \frac{\partial g_1}{\partial \xi_t^1}d\xi_t^1 + \frac{\partial g_1}{\partial \xi_t^2}d\xi_t^2 + \frac{1}{2}\frac{\partial^2 g_1}{\partial (\xi_t^1)^2}dt + \frac{1}{2}\frac{\partial^2 g_1}{\partial (\xi_t^2)^2}dt$$

$$= \Big[\frac{\partial g_1}{\partial t} + \frac{1}{2}\frac{\partial^2 g_1}{\partial (\xi_t^1)^2} + \frac{1}{2}\frac{\partial^2 g_1}{\partial (\xi_t^2)^2} \Big] dt + \frac{\partial g_1}{\partial \xi_t^1}d\xi_t^1 + \frac{\partial g_1}{\partial \xi_t^2}d\xi_t^2$$

$$= [-(K_{12} + K_{10})X_1 + K_{21}X_2]dt + \sigma_1 X_1 d\xi_t^1$$

So $\frac{\partial g_1}{\partial \xi_t^2} = 0$, it implies $X_1 = g_1(t, \xi_t^1)$ and $\frac{\partial^2 g_1}{\partial (\xi_t^2)^2} = 0$. Thus

$$\frac{\partial g_1}{\partial t} + \frac{1}{2}\frac{\partial^2 g_1}{\partial (\xi_t^1)^2} = -(K_{12} + K_{10})g_1 + K_{21}g_2$$

$$\frac{\partial g_1}{\partial \xi_t^1} = \sigma_1 X_1 = \sigma_1 g_1$$

i. e.

$$\frac{\partial g_1}{\partial \xi_t^1} = \sigma_1 g_1$$

$$\Longrightarrow g_1 = C_1(t)e^{\sigma_1 \xi_t^1}$$

Substituting $g_1 = C_1(t)e^{\sigma_1 \xi_t^1}$ into $\frac{\partial g_1}{\partial t} + \frac{1}{2}\frac{\partial^2 g_1}{\partial(\xi_t^1)^2} = -(K_{12} + K_{10})g_1 + K_{21}g_2$, we have

$$C_1'(t)e^{\sigma_1 \xi_t^1} + \frac{\sigma_1^2}{2}C_1(t)e^{\sigma_1 \xi_t^1} = -(K_{12} + K_{10})C_1(t)e^{\sigma_1 \xi_t^1} + K_{21}g_2$$

$$\Rightarrow C_1'(t) + \left(\frac{\sigma_1^2}{2} + K_{12} + K_{10}\right)C_1(t) = K_{21}e^{-\sigma_1 \xi_t^1}g_2$$

On the other hand

$$dX_2 = dg_2(t, \xi_t^1, \xi_t^2)$$

$$= \frac{\partial g_2}{\partial t}dt + \frac{\partial g_2}{\partial \xi_t^1}d\xi_t^1 + \frac{\partial g_2}{\partial \xi_t^2}d\xi_t^2 + \frac{1}{2}\frac{\partial^2 g_2}{\partial(\xi_t^1)^2}dt + \frac{1}{2}\frac{\partial^2 g_2}{\partial(\xi_t^2)^2}dt$$

$$= \left[\frac{\partial g_2}{\partial t} + \frac{1}{2}\frac{\partial^2 g_2}{\partial(\xi_t^1)^2} + \frac{1}{2}\frac{\partial^2 g_2}{\partial(\xi_t^2)^2}\right]dt + \frac{\partial g_2}{\partial \xi_t^1}d\xi_t^1 + \frac{\partial g_2}{\partial \xi_t^2}d\xi_t^2$$

$$= (K_{12}X_1 - K_{21}X_2)dt + \sigma_2 X_2 d\xi_t^2$$

So $\frac{\partial g_2}{\partial \xi_t^1} = 0$, it implies $X_2 = g_2(t, \xi_t^2)$ and $\frac{\partial^2 g_2}{\partial(\xi_t^1)^2} = 0$. Thus

$$\begin{cases} \dfrac{\partial g_2}{\partial t} + \dfrac{1}{2}\dfrac{\partial^2 g_2}{\partial(\xi_t^2)^2} = K_{12}g_1 - K_{21}g_2 \\ \dfrac{\partial g_2}{\partial \xi_t^2} = \sigma_2 g_2 \Rightarrow g_2 = C_2(t)e^{\sigma_2 \xi_t^2} \end{cases}$$

$$\Rightarrow C_2'(t)e^{\sigma_2 \xi_t^2} + \frac{\sigma_2^2}{2}C_2(t)e^{\sigma_2 \xi_t^2} = K_{12}g_1 - K_{21}C_2(t)e^{\sigma_2 \xi_t^2}$$

$$\Rightarrow C_2'(t) + \left(\frac{\sigma_2^2}{2} + K_{21}\right)C_2(t) = K_{12}e^{-\sigma_2 \xi_t^2}g_1 = K_{12}e^{-\sigma_2 \xi_t^2}C_1(t)e^{\sigma_1 \xi_t^1}$$

Thus, we have

$$\begin{cases} C_1'(t) + \left(\dfrac{\sigma_1^2}{2} + K_{12} + K_{10}\right)C_1(t) = K_{21}C_2(t)e^{\sigma_2 \xi_t^2 - \sigma_1 \xi_t^1} \\ C_2'(t) + \left(\dfrac{\sigma_2^2}{2} + K_{21}\right)C_2(t) = K_{12}C_1(t)e^{\sigma_1 \xi_t^1 - \sigma_2 \xi_t^2} \end{cases}$$

Rewrite it in matrix form

$$\begin{bmatrix} C_1'(t) \\ C_2'(t) \end{bmatrix} := \vec{C}'(t) = \begin{bmatrix} -\left(\dfrac{\sigma_1^2}{2} + K_{12} + K_{10}\right) & K_{21}e^{\sigma_2 \xi_t^2 - \sigma_1 \xi_t^1} \\ K_{12}e^{\sigma_1 \xi_t^1 - \sigma_2 \xi_t^2} & -\left(\dfrac{\sigma_2^2}{2} + K_{21}\right) \end{bmatrix} \vec{C}(t)$$

where $\vec{C}(t) := \begin{bmatrix} C_1(t) \\ C_2(t) \end{bmatrix}$.

Let $A(t) := \begin{bmatrix} -\left(\dfrac{\sigma_1^2}{2} + K_{12} + K_{10}\right) & K_{21}e^{\sigma_2 \xi_t^2 - \sigma_1 \xi_t^1} \\ K_{12}e^{\sigma_1 \xi_t^1 - \sigma_2 \xi_t^2} & -\left(\dfrac{\sigma_2^2}{2} + K_{21}\right) \end{bmatrix}$, then $\vec{C}'(t) = A(t)\vec{C}(t)$.

We use Magnus' approach (1.6) and get the solution as Magnus expansion

$$\vec{C}(t) = \exp(\Omega(t, t_0))\vec{C}_0 = \exp(\Omega(t, 0))\vec{C}_0$$

where $\quad \Omega(t) = \sum_{k=1}^{\infty} \Omega_k(t) \quad$ and $\quad \vec{C}_0 = \vec{X}(0) = \begin{bmatrix} X_1(0) \\ X_2(0) \end{bmatrix}$. Moreove, we need

$\int_0^T \| A(s) \|_2 ds < \pi$ for $t \in [0, T]$ so that the Magnus expansion converges,

where $\| \cdot \|_2$ denotes a matrix norm. This result is generic, in the sense that one may construct specific matrices $A(t)$ for which the series diverges for any $t > T$. A recursive procedure to generate all the terms of Ω_k utilizes the matrices $S_n^{(k)}$, is defined recursively through

$$S_n^{(j)} = \sum_{m=1}^{n-j} \left[\Omega_m, S_{n-m}^{(j-1)}\right], \qquad 2 \leqslant j \leqslant n-1$$

$$S_n^{(1)} = [\Omega_{n-1}, A], \qquad S_n^{(n-1)} = ad_{\Omega_1}^{m-1}(A)$$

which then furnish

$$\Omega_1 = \int_0^t A(\tau)d\tau$$

$$\Omega_n = \sum_{j=1}^{n-1} \frac{B_j}{j!} \int_0^t S_n^{(j)}(\tau)d\tau, \qquad n \geqslant 2$$

Here, ad_{Ω}^k (the adjoint endomorphism of Ω) is a shorthand for an iterated commutator

$$ad_{\Omega}^0 A = A, \qquad ad_{\Omega}^{k+1} A = [\Omega, ad_{\Omega}^k]$$

while B_j's are the Bernoulli numbers (1.6.1).

The first four terms of this series read

$$\Omega_1(t) = \int_0^t A(t_1)dt_1$$

$$\Omega_2(t) = \frac{1}{2} \int_0^t dt_1 \int_0^{t_1} dt_2 [A(t_1), A(t_2)]$$

$$\Omega_3(t) = \frac{1}{6} \int_0^t dt_1 \int_0^{t_1} dt_2 \int_0^{t_2} dt_3 \left([A(t_1), [A(t_2), A(t_3)]] + [A(t_3), [A(t_2), A(t_1)]]\right)$$

$$\Omega_4(t) = \frac{1}{12} \int_0^t dt_1 \int_0^{t_1} dt_2 \int_0^{t_2} dt_3 \int_0^{t_3} dt_4 \left([[[A(t_1), A(t_2)], A(t_3)], A(t_4)] + \right.$$

$$[A(t_1), [[A(t_2), A(t_3)], A(t_4)]] + [A(t_1), [A(t_2), [A(t_3), A(t_4)]]] +$$

$$\left. [A(t_2), [A(t_3), [A(t_4), A(t_1)]]]\right)$$

where $[A, B] \equiv AB - BA$ is the matrix commutator of A and B.

Therefore

$$\left[\begin{array}{c} X_1(t) \\ X_2(t) \end{array}\right] = \left[\begin{array}{c} g_1 \\ g_2 \end{array}\right] = \left[\begin{array}{cc} e^{\sigma_1\xi_t^1} & 0 \\ 0 & e^{\sigma_2\xi_t^2} \end{array}\right] \vec{C}(t)$$

$$= \left[\begin{array}{cc} e^{\sigma_1\xi_t^1} & 0 \\ 0 & e^{\sigma_2\xi_t^2} \end{array}\right] \exp(\Omega(t,0))\vec{C}_0$$

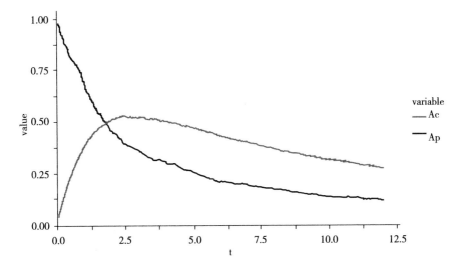

Figure 10   Simulation curve of the 2-compartment SDE
explicit solution with $\Omega \approx \Omega_1 + \Omega_2$

If we cut off the terms after Ω_3 in $\Omega(t) = \sum_{k=1}^{\infty} \Omega_k(t)$, we write the R code to simulate the explicit solution of the stochastic model (3-8) approximately, we obtain the following Figure 10.

4

Qualitative Analysis of the Stochastic Models

4. 1 Qualitative Analysis of the First-order 1-Compartment Stochastic Model

Theorem 4. 1 *The solution of the stochastic model* (3-3) *is unique.*

Proof: Suppose X_1 and $\hat{X}_1$ are both solutions of the equation $dX_1 = -K_a X_1 dt + \sigma_1 X_1 d\xi_1^1$, and that X_1 and $\hat{X}_1$ are defined on the same probability space with the same initial value $X_1(0)$. Then, we have

$$X_1(t) = X_1(0) - \int_0^t K_a X_1 ds + \int_0^t \sigma_1 X_1 d\xi_s^1$$

$$\hat{X}_1(t) = X_1(0) - \int_0^t K_a \hat{X}_1 ds + \int_0^t \sigma_1 \hat{X}_1 d\xi_s^1$$

which give

$$X_1(t) - \hat{X}_1(t) = -\int_0^t K_a(X_1 - \hat{X}_1) ds + \int_0^t \sigma_1(X_1 - \hat{X}_1) d\xi_s^1$$

Since $(a+b)^2 \leqslant 2a^2 + 2b^2$ for any a, $b \in \Re$, we see that

$$E(|X_1(t) - \hat{X}_1(t)|^2) = E\left(\left|-\int_0^t K_a(X_1 - \hat{X}_1) ds + \int_0^t \sigma_1(X_1 - \hat{X}_1) d\xi_s^1\right|^2\right)$$

$$\leqslant E\left(2\left|\int_0^t K_a(X_1 - \hat{X}_1) ds\right|^2 + 2\left|\int_0^t \sigma_1(X_1 - \hat{X}_1) d\xi_s^1\right|^2\right)$$

$$= 2E\left(\left|\int_0^t K_a(X_1 - \hat{X}_1) ds\right|^2\right) + 2E\left(\left|\int_0^t \sigma_1(X_1 - \hat{X}_1) d\xi_s^1\right|^2\right)$$

and by Cauchy−Schwarz inequality, we derive

$$\left|\int_0^t K_a(X_1 - \hat{X}_1)\mathrm{d}s\right|^2 \leqslant \int_0^t |K_a|^2 \,\mathrm{d}s \int_0^t |X_1 - \hat{X}_1|^2\mathrm{d}s$$

$$= K_a^2 t \int_0^t |X_1 - \hat{X}_1|^2\,\mathrm{d}s$$

$$\leqslant K_a^2 T \int_0^t |X_1 - \hat{X}_1|^2\,\mathrm{d}s$$

where T is the time between two treatments. Thus

$$E\left(\left|\int_0^t K_a(X_1 - \hat{X}_1)\,\mathrm{d}s\right|^2\right) \leqslant K_a^2 T E\left(\int_0^t |X_1 - \hat{X}_1|^2\,\mathrm{d}s\right)$$

$$\leqslant K_a^2 T \int_0^t E\left(|X_1 - \hat{X}_1|^2\right)\mathrm{d}s$$

$$E\left(\left|\int_0^t \sigma_1(X_1 - \hat{X}_1)\mathrm{d}\xi_s^1\right|^2\right) = E\left(\left|\int_0^t \sigma_1(X_1 - \hat{X}_1)\right|^2\right)\mathrm{d}s \quad \text{since} \quad \mathrm{d}\xi_s^1 = (\mathrm{d}s)^{1/2}$$

$$= |\sigma_1|^2 \int_0^t E\left(\left|X_1 - \hat{X}_1\right|^2\right)\mathrm{d}s$$

Therefore, we have that

$$E(|X_1(t) - \hat{X}_1(t)|^2) \leqslant 2E\left(\left|\int_0^t K_a(X_1 - \hat{X}_1)\mathrm{d}s\right|^2\right) + 2E\left(\left|\int_0^t \sigma_1(X_1 - \hat{X}_1)\mathrm{d}\xi_s^1\right|^2\right)$$

$$\leqslant 2K_a^2 T \int_0^t E\left(|X_1 - \hat{X}_1|^2\right)\mathrm{d}s + 2|\sigma_1|^2 \int_0^t E\left(\left|X_1 - \hat{X}_1\right|^2\right)\mathrm{d}s$$

$$\leqslant C_1 \int_0^t E\left(\left|X_1 - \hat{X}_1\right|^2\right)\mathrm{d}s$$

where $C_1 = 2\max\{2K_a^2 T, 2\,|\sigma_1|^2\}$ is a constant.

Let $g(t) = E\left(\left|X_1(t) - \hat{X}_1(t)\right|^2\right)$, then $g(t) \leqslant C_1 \int_0^t g(s)\mathrm{d}s$, and using the Gronwall's Lemma (Theorem 1.5), we conclude

$$g(t) \leqslant g(0)e^{\int_0^t C_1 \mathrm{d}s} = E\left(|X_1(0) - X_1(0)|^2\right)e^{C_1 t} = 0$$

that is $0 \leqslant g(t) \leqslant 0$. But, this implies, $g(t) := E\left(\left|X_1(t) - \hat{X}_1(t)\right|^2\right) \equiv 0$, for all $t \in [0, T]$, in other words $X_1(t) = \hat{X}_1(t)$, for all $t \in [0, T]$. i.e., the solution $X_1(t)$ is unique.

Now, we will prove the uniqueness of the solution of $\mathrm{d}X_2 = (K_a X_1 - K_{10}X_2)\mathrm{d}t + \sigma_2 X_2 \mathrm{d}\xi_t^2$.

Suppose X_2 and $\hat{X}_2$ are both solutions of the equation $dX_2 = (K_a X_1 - K_{10} X_2) dt + \sigma_2 X_2 d\xi_t^2$, and that X_2 and $\hat{X}_2$ are defined on the same probability space with the same initial value $X_2(0)$.

Then, we have

$$X_2(t) = X_2(0) - \int_0^t (K_a X_1 - K_{10} X_2) ds + \int_0^t \sigma_2 X_2 d\xi_s^2$$

$$\hat{X}_2(t) = X_2(0) - \int_0^t (K_a X_1 - K_{10} \hat{X}_2) ds + \int_0^t \sigma_2 \hat{X}_2 d\xi_s^2$$

which imply

$$X_2(t) - \hat{X}_2(t) = -\int_0^t K_{10}(X_2 - \hat{X}_2) ds + \int_0^t \sigma_2(X_2 - \hat{X}_2) d\xi_s^2$$

Following the same steps of the above proof of the uniqueness of $X_1(t)$, we also obtain that the solution $X_2(t)$ is unique.

We can then conclude that the solution of the stochastic model (3-3) is unique.

Theorem 4.2 *If σ_1 and σ_2 satisfies*

$$\begin{cases} \left[\dfrac{K_a}{2K_{10}(K_a + K_{10})} + \dfrac{1}{2K_a} \right] \sigma_1^2 < 1 \\ \dfrac{\sigma_2^2}{2K_{10}} < 1 \\ \left[\dfrac{K_a}{2K_{10}(K_a + K_{10})} + \dfrac{1}{2K_a} \right] \sigma_1^2 + \dfrac{\sigma_2^2}{2K_{10}} < 1 + \dfrac{\sigma_1^2 \sigma_2^2}{4K_a K_{10}} + \dfrac{K_a \sigma_1^2 \sigma_2^2}{4K_{10}(K_a + K_{10})^2} \end{cases}$$

then the trivial solution of the stochastic model (3-3) is stochastically asymptotically stable in the large.

Proof: Let the Lyapunov function be $V(X) = X^T Q X$, where
$A = \begin{bmatrix} -K_a & 0 \\ K_a & -K_{10} \end{bmatrix}$, $X = [X_1, X_2]^T$ and $Q = \begin{bmatrix} q_{11} & q_{12} \\ q_{12} & q_{22} \end{bmatrix}$ is symmetric and satisfies $A^T Q + QA = -I$

i. e.

$$\begin{bmatrix} -K_a & K_a \\ 0 & -K_{10} \end{bmatrix} \begin{bmatrix} q_{11} & q_{12} \\ q_{12} & q_{22} \end{bmatrix} + \begin{bmatrix} q_{11} & q_{12} \\ q_{12} & q_{22} \end{bmatrix} \begin{bmatrix} -K_a & 0 \\ K_a & -K_{10} \end{bmatrix} = \begin{bmatrix} -1 & 0 \\ 0 & -1 \end{bmatrix}$$

Multiplying the matrices on the left hand side of the equation gives

$$\begin{bmatrix} K_a(q_{12} - q_{11}) & K_a(q_{22} - q_{12}) \\ -K_{10}q_{12} & -K_{10}q_{22} \end{bmatrix} + \begin{bmatrix} K_a(q_{12} - q_{11}) & -K_{10}q_{12} \\ K_a(q_{22} - q_{12}) & -K_{10}q_{22} \end{bmatrix} = \begin{bmatrix} -1 & 0 \\ 0 & -1 \end{bmatrix}$$

then adding them results in

$$\begin{bmatrix} 2K_a(q_{12} - q_{11}) & K_a(q_{22} - q_{12}) - K_{10}q_{12} \\ K_a(q_{22} - q_{12}) - K_{10}q_{12} & -2K_{10}q_{22} \end{bmatrix} = \begin{bmatrix} -1 & 0 \\ 0 & -1 \end{bmatrix}$$

i. e.

$$\begin{cases} 2K_a(q_{12} - q_{11}) = -1 \\[2mm] K_a(q_{22} - q_{12}) - K_{10}q_{12} = 0 \\[2mm] -2K_{10}q_{22} = -1 \end{cases}$$

We can solve this system to find the entries of the matrix as follows.

From $-2K_{10q22} = -1$, we obtain $q_{22} = \dfrac{1}{2K_{10}}$.

From $K_a(q_{22} - q_{12}) - K_{10q12} = 0$, we have $(K_a + K_{10})q_{12} = K_{aq22}$, which then im-

plies $q_{12} = \dfrac{K_a}{K_a + K_{10}}q_{22}$, and $\begin{cases} q_{22} = \dfrac{1}{2K_{10}} \\[3mm] q_{12} = \dfrac{K_a}{K_a + K_{10}}q_{22} \end{cases}$, gives $q_{12} = \dfrac{K_a}{2K_{10}(K_a + K_{10})}$.

From $2K_a(q_{12} - q_{11}) = -1$, we have $q_{11} = q_{12} + \dfrac{1}{2K_a}$, which combined with

$\begin{cases} q_{12} = \dfrac{K_a}{2K_{10}(K_a + K_{10})} \\[3mm] q_{11} = q_{12} + \dfrac{1}{2K_a} \end{cases}$, yields $q_{11} = \dfrac{K_a}{2K_{10}(K_a + K_{10})} + \dfrac{1}{2K_a}$.

Thus, we have

$$Q = \begin{bmatrix} q_{11} & q_{12} \\ q_{12} & q_{22} \end{bmatrix} = \begin{bmatrix} \dfrac{K_a}{2K_{10}(K_a + K_{10})} + \dfrac{1}{2K_a} & \dfrac{K_a}{2K_{10}(K_a + K_{10})} \\[4mm] \dfrac{K_a}{2K_{10}(K_a + K_{10})} & \dfrac{1}{2K_{10}} \end{bmatrix}$$

By the application, we know $K_a > 0$ and $K_{10} > 0$, hence

$$q_{11} = \dfrac{K_a}{2K_{10}(K_a + K_{10})} + \dfrac{1}{2K_a} > 0$$

Moreover

$$|Q| = \frac{1}{2K_{10}} \left(\frac{K_a}{2K_{10}(K_a + K_{10})} + \frac{1}{2K_a} \right) - \left[\frac{K_a}{2K_{10}(K_a + K_{10})} \right]^2$$

$$= \frac{1}{4K_a K_{10}} + \frac{K_a}{4K_{10}^2(K_a + K_{10})} - \frac{K_a^2}{4K_{10}^2(K_a + K_{10})^2}$$

$$= \frac{1}{4K_a K_{10}} + \frac{K_a(K_a + K_{10}) - K_a^2}{4K_{10}^2(K_a + K_{10})^2}$$

$$= \frac{1}{4K_a K_{10}} + \frac{K_a K_{10}}{4K_{10}^2(K_a + K_{10})^2}$$

$$= \frac{1}{4K_a K_{10}} + \frac{K_a}{4K_{10}(K_a + K_{10})^2}$$

$$> 0$$

Thus, Q is a symmetric positive-definite matrix as required.

Let $b(t, X_t) = [-K_a X_1 \quad K_a X_1 - K_{10} X_2]^T$ and $\sigma(t, X_t) = [\sigma_1 X_1 \quad \sigma_2 X_2]^T$, then

$$LV(X_t) = X_t^T Q b(t, X_t) + b(t, X_t)^T Q X_t + \sigma(t, X_t)^T Q \sigma(t, X_t)$$

$$= [X_1 \quad X_2] \begin{bmatrix} q_{11} & q_{12} \\ q_{12} & q_{22} \end{bmatrix} \begin{bmatrix} -K_a X_1 \\ K_a X_1 - K_{10} X_2 \end{bmatrix} +$$

$$[-K_a X_1 \quad K_a X_1 - K_{10} X_2] \begin{bmatrix} q_{11} & q_{12} \\ q_{12} & q_{22} \end{bmatrix} \begin{bmatrix} X_1 \\ X_2 \end{bmatrix} + [\sigma_1 X_1 \quad \sigma_2 X_2] \begin{bmatrix} q_{11} & q_{12} \\ q_{12} & q_{22} \end{bmatrix} \begin{bmatrix} \sigma_1 X_1 \\ \sigma_2 X_2 \end{bmatrix}$$

$$= [q_{11} X_1 + q_{12} X_2 \quad q_{12} X_1 + q_{22} X_2] \begin{bmatrix} -K_a X_1 \\ K_a X_1 - K_{10} X_2 \end{bmatrix} +$$

$$[-q_{11} K_a X_1 + q_{12}(K_a X_1 - K_{10} X_2) \quad -q_{12} K_a X_1 + q_{22}(K_a X_1 - K_{10} X_2)] \begin{bmatrix} X_1 \\ X_2 \end{bmatrix} +$$

$$[q_{11} \sigma_1 X_1 + q_{12} \sigma_2 X_2 \quad q_{12} \sigma_1 X_1 + q_{22} \sigma_2 X_2] \begin{bmatrix} \sigma_1 X_1 \\ \sigma_2 X_2 \end{bmatrix}$$

$$= -K_a X_1(q_{11} X_1 + q_{12} X_2) + (K_a X_1 - K_{10} X_2)(q_{12} X_1 + q_{22} X_2) +$$

$$[-q_{11} K_a X_1 + q_{12}(K_a X_1 - K_{10} X_2)] X_1 + [-q_{12} K_a X_1 + q_{22}(K_a X_1 - K_{10} X_2)] X_2 +$$

$$(q_{11} \sigma_1 X_1 + q_{12} \sigma_2 X_2) \sigma_1 X_1 + (q_{12} \sigma_1 X_1 + q_{22} \sigma_2 X_2) \sigma_2 X_2$$

$$= -K_a q_{11} X_1^2 - K_a q_{12} X_1 X_2 + K_a q_{12} X_1^2 - K_{10} q_{12} X_1 X_2 + K_a q_{22} X_1 X_2 - K_{10} q_{22} X_2^2 -$$

$$K_a q_{11} X_1^2 + K_a q_{12} X_1^2 - K_{10} q_{12} X_1 X_2 - K_a q_{12} X_1 X_2 + K_a q_{22} X_1 X_2 - K_{10} q_{22} X_2^2 +$$

$$q_{11} \sigma_1^2 X_1^2 + q_{12} \sigma_1 \sigma_2 X_1 X_2 + q_{12} \sigma_1 \sigma_2 X_1 X_2 + q_{22} \sigma_2^2 X_2^2$$

$$= 2(-K_a q_{11} X_1^2 - K_a q_{12} X_1 X_2 + K_a q_{12} X_1^2 - K_{10} q_{12} X_1 X_2 + K_a q_{22} X_1 X_2 -$$

$$K_{10} q_{22} X_2^2) + q_{11} \sigma_1^2 X_1^2 + q_{12} \sigma_1 \sigma_2 X_1 X_2 + q_{12} \sigma_1 \sigma_2 X_1 X_2 + q_{22} \sigma_2^2 X_2^2$$

$$= 2[(-q_{11} + q_{12})K_a X_1^2 - (K_a + K_{10})q_{12} X_1 X_2 + K_a q_{22} X_1 X_2 - K_{10} q_{22} X_2^2] +$$

$$q_{11} \sigma_1^2 X_1^2 + 2q_{12} \sigma_1 \sigma_2 X_1 X_2 + q_{22} \sigma_2^2 X_2^2$$

$$= 2\left(-\frac{K_a}{2K_{10}(K_a + K_{10})} - \frac{1}{2K_a} + \frac{K_a}{2K_{10}(K_a + K_{10})} \right) K_a X_1^2 -$$

$$2(K_a + K_{10})\frac{K_a}{2K_{10}(K_a + K_{10})}X_1X_2 + 2K_a\frac{1}{2K_{10}}X_1X_2 - 2K_{10}\frac{1}{2K_{10}}X_2^2 +$$

$$q_{11}\sigma_1^2 X_1^2 + 2q_{12}\sigma_1\sigma_2 X_1X_2 + q_{22}\sigma_2^2 X_2^2$$

$$= -X_1^2 - \frac{K_a}{K_{10}}X_1X_2 + \frac{K_a}{K_{10}}X_1X_2 - X_2^2 + q_{11}\sigma_1^2 X_1^2 + 2q_{12}\sigma_1\sigma_2 X_1X_2 + q_{22}\sigma_2^2 X_2^2$$

$$= -X_1^2 - X_2^2 + q_{11}\sigma_1^2 X_1^2 + 2q_{12}\sigma_1\sigma_2 X_1X_2 + q_{22}\sigma_2^2 X_2^2$$

Define $f(X_1, X_2) = -X_1^2 - X_2^2 + q_{11}\sigma_1^2 X_1^2 + 2q_{12}\sigma_1\sigma_2 X_1X_2 + q_{22}\sigma_2^2 X_2^2$, then

$$f_{X_1}(X_1, X_2) = -2X_1 + 2q_{11}\sigma_1^2 X_1 + 2q_{12}\sigma_1\sigma_2 X_2$$

$$f_{X_2}(X_1, X_2) = -2X_2 + 2q_{22}\sigma_2^2 X_2 + 2q_{12}\sigma_1\sigma_2 X_1$$

Denote

$$A = f_{X_1X_1} = -2 + 2q_{11}\sigma_1^2 = -2(1 - q_{11}\sigma_1^2)$$

$$B = f_{X_1X_2} = 2q_{12}\sigma_1\sigma_2$$

$$C = f_{X_2X_2} = -2 + 2q_{22}\sigma_2^2 = -2(1 - q_{22}\sigma_2^2)$$

and let

$$0 = f_{X_1}(X_1, X_2) = -2X_1 + 2q_{11}\sigma_1^2 X_1 + 2q_{12}\sigma_1\sigma_2 X_2$$

$$0 = f_{X_2}(X_1, X_2) = -2X_2 + 2q_{22}\sigma_2^2 X_2 + 2q_{12}\sigma_1\sigma_2 X_1$$

i. e.

$$(1 - q_{11}\sigma_1^2)X_1 = q_{12}\sigma_1\sigma_2 X_2$$

$$(1 - q_{22}\sigma_2^2)X_2 = q_{12}\sigma_1\sigma_2 X_1$$

It's clear that $(0, 0)$ is a solution.

$AC - B^2$

$$= 4(1 - q_{11}\sigma_1^2)(1 - q_{22}\sigma_2^2) - 4q_{12}^2\sigma_1^2\sigma_2^2$$

$$= 4(1 - q_{11}\sigma_1^2 - q_{22}\sigma_2^2 + q_{11}q_{22}\sigma_1^2\sigma_2^2 - q_{12}^2\sigma_1^2\sigma_2^2)$$

$$= 4\left[1 - \left(\frac{K_a}{2K_{10}(K_a + K_{10})} + \frac{1}{2K_a}\right)\sigma_1^2 - \frac{\sigma_2^2}{2K_{10}} + \right.$$

$$\left.\left(\frac{K_a}{2K_{10}(K_a + K_{10})} + \frac{1}{2K_a}\right)\frac{\sigma_1^2\sigma_2^2}{2K_{10}} - \left(\frac{K_a\sigma_1\sigma_2}{2K_{10}(K_a + K_{10})}\right)^2\right]$$

$$= 4\left[1 - \left(\frac{K_a}{2K_{10}(K_a + K_{10})} + \frac{1}{2K_a}\right)\sigma_1^2 - \frac{\sigma_2^2}{2K_{10}} + \frac{K_a\sigma_1^2\sigma_2^2}{4K_{10}^2(K_a + K_{10})} + \right.$$

$$\left.\frac{\sigma_1^2\sigma_2^2}{4K_aK_{10}} - \frac{K_a^2\sigma_1^2\sigma_2^2}{4K_{10}^2(K_a + K_{10})^2}\right]$$

$$= 4\left[1 - \left(\frac{K_a}{2K_{10}(K_a + K_{10})} + \frac{1}{2K_a}\right)\sigma_1^2 - \frac{\sigma_2^2}{2K_{10}} + \frac{\sigma_1^2\sigma_2^2}{4K_aK_{10}} + \right.$$

$$\frac{K_a(K_a + K_{10}) - K_a^2}{4K_{10}^2(K_a + K_{10})^2}\sigma_1^2\sigma_2^2 \Bigg]$$

$$=4\left[1 - \left(\frac{K_a}{2K_{10}(K_a + K_{10})} + \frac{1}{2K_a}\right)\sigma_1^2 - \frac{\sigma_2^2}{2K_{10}} + \frac{\sigma_1^2\sigma_2^2}{4K_aK_{10}} + \frac{K_a\sigma_1^2\sigma_2^2}{4K_{10}(K_a + K_{10})^2}\right]$$

If σ_1 and σ_2 satisfies $AC-B^2>0$ and $A<0$, $C<0$,

i. e.

$$\begin{cases} \left[\dfrac{K_a}{2K_{10}(K_a + K_{10})} + \dfrac{1}{2K_a}\right]\sigma_1^2 < 1 \\[4mm] \dfrac{\sigma_2^2}{2K_{10}} < 1 \\[4mm] \left[\dfrac{K_a}{2K_{10}(K_a + K_{10})} + \dfrac{1}{2K_a}\right]\sigma_1^2 + \dfrac{\sigma_2^2}{2K_{10}} < 1 + \dfrac{\sigma_1^2\sigma_2^2}{4K_aK_{10}} + \dfrac{K_a\sigma_1^2\sigma_2^2}{4K_{10}(K_a + K_{10})^2} \end{cases}$$

then $f(0, 0) = 0$ is the maximum value of f. It means

$$LV = f(X_1, X_2) < f(0,0) = 0$$

Thus, by Theorem 1.3, the trivial solution is stochastically asymptotically stable in the large.

4. 2　Qualitative Analysis of the First-order 2-Compartment Stochastic Model

Theorem 4. 3　*The solution of the stochastic model* (3-9) *is unique.*

Proof: Suppose $\begin{bmatrix} X_1 \\ X_2 \end{bmatrix}$ and $\begin{bmatrix} \hat{X}_1 \\ \hat{X}_2 \end{bmatrix}$ both solve the stochastic system (3-9),

$\begin{bmatrix} X_1 \\ X_2 \end{bmatrix}$ and $\begin{bmatrix} \hat{X}_1 \\ \hat{X}_2 \end{bmatrix}$ are defined on the same probability space with the same initial

value $\begin{bmatrix} X_1(0) \\ X_2(0) \end{bmatrix}$.

Then we have

$$X_1(t) = X_1(0) - \int_0^t (K_{10} + K_{12})X_1(s)ds + \int_0^t K_{21}X_2(s)ds + \int_0^t \sigma_1 X_1(s)d\xi_s^1$$

$$\hat{X}_1(t) = X_1(0) - \int_0^t (K_{10} + K_{12})\hat{X}_1(s)ds + \int_0^t K_{21}\hat{X}_2(s)ds + \int_0^t \sigma_1 \hat{X}_1(s)d\xi_s^1$$

$$X_2(t) = X_2(0) + \int_0^t K_{12}X_1(s)\mathrm{d}s - \int_0^t K_{21}X_2(s)\mathrm{d}s + \int_0^t \sigma_2 X_2(s)\mathrm{d}\xi_s^2$$

$$\hat{X}_2(t) = X_2(0) + \int_0^t K_{12}\hat{X}_1(s)\mathrm{d}s - \int_0^t K_{21}\hat{X}_2(s)\mathrm{d}s + \int_0^t \sigma_2 \hat{X}_2(s)\mathrm{d}\xi_s^1$$

So

$$X_1(t) - \hat{X}_1(t)$$

$$= -\int_0^t (K_{10} + K_{12})(X_1(s) - \hat{X}_1(s))\mathrm{d}s + \int_0^t K_{21}(X_2(s) - \hat{X}_2(s))\mathrm{d}s +$$

$$\int_0^t \sigma_1(X_1(s) - \hat{X}_1(s))\mathrm{d}\xi_s^1$$

and

$$X_2(t) - \hat{X}_2(t)$$

$$= \int_0^t K_{12}(X_1(s) - \hat{X}_1(s))\mathrm{d}s - \int_0^t K_{21}(X_2(s) - \hat{X}_2(s))\mathrm{d}s +$$

$$\int_0^t \sigma_2(X_2(s) - \hat{X}_2(s))\mathrm{d}\xi_s^2$$

Since $(a+b)^2 \leqslant 2a^2 + 2b^2$ for any a, $b \in \Re$, we get $(a+b+c)^2 \leqslant 2(a+b)^2 + 2c^2 \leqslant 4a^2 + 4b^2 + 2c^2$ for any a, b, $c \in \Re$, thus

$$E(|X_1(t) - \hat{X}_1(t)|^2)$$

$$= E\left(\left|-\int_0^t (K_{10} + K_{12})(X_1(s) - \hat{X}_1(s))\mathrm{d}s + \int_0^t K_{21}(X_2(s) - \hat{X}_2(s))\mathrm{d}s + \int_0^t \sigma_1(X_1(s) - \hat{X}_1(s))\mathrm{d}\xi_s^1\right|^2\right)$$

$$\leqslant E\left(4\left|\int_0^t (K_{10} + K_{12})(X_1 - \hat{X}_1)\mathrm{d}s\right|^2 + 4\left|\int_0^t K_{21}(X_2 - \hat{X}_2)\mathrm{d}s\right|^2 + 2\left|\int_0^t \sigma_1(X_1 - \hat{X}_1)\mathrm{d}\xi_s^1\right|^2\right)$$

By Cauchy–Schwarz inequality, we get

$$\left|\int_0^t (K_{10} + K_{12})(X_1 - \hat{X}_1)\mathrm{d}s\right|^2$$

$$\leqslant \int_0^t |K_{10} + K_{12}|^2 \, \mathrm{d}s \int_0^t |X_1 - \hat{X}_1|^2 \, \mathrm{d}s$$

$$= (K_{10} + K_{12})^2 t \int_0^t |X_1 - \hat{X}_1|^2 \, \mathrm{d}s$$

$$\leqslant (K_{10} + K_{12})^2 T \int_0^t |X_1 - \hat{X}_1|^2 \, \mathrm{d}s$$

where T is the time between two treatments. So

$$E\left(\left|\int_0^t (K_{10} + K_{12})(X_1 - \hat{X}_1)\,ds\right|^2\right)$$

$$\leqslant (K_{10} + K_{12})^2 TE\left(\int_0^t |X_1 - \hat{X}_1|^2\,ds\right)$$

$$\leqslant (K_{10} + K_{12})^2 T \int_0^t E\left(|X_1 - \hat{X}_1|^2\right)\,ds$$

$$E\left(\left|\int_0^t K_{21}(X_1 - \hat{X}_1)\,ds\right|^2\right)$$

$$\leqslant K_{21}^2 TE\left(\int_0^t |X_2 - \hat{X}_2|^2\,ds\right)$$

$$\leqslant K_{21}^2 T \int_0^t E\left(|X_2 - \hat{X}_2|^2\right)\,ds$$

$$\left(\left|\int_0^t \sigma_1(X_1 - \hat{X}_1)\,d\xi_s^1\right|^2\right)$$

$$= E\left(\left|\int_0^t \sigma_1(X_1 - \hat{X}_1)\right|^2\right)\,ds, \text{ since } d\xi_s^1 = (ds)^{1/2}$$

$$= \sigma_1^2 \int_0^t E\left(\left|X_1 - \hat{X}_1\right|^2\right)\,ds$$

Thus

$$E(|X_1(t) - \hat{X}_1(t)|^2)$$

$$\leqslant 4E\left(\left|\int_0^t (K_{10} + K_{12})(X_1 - \hat{X}_1)\,ds\right|^2\right) + 4E\left(\left|\int_0^t K_{21}(X_2 - \hat{X}_2)\,ds\right|^2\right) +$$

$$2E\left(\left|\int_0^t \sigma_1(X_1 - \hat{X}_1)\,d\xi_s^1\right|^2\right)$$

$$\leqslant 4(K_{10} + K_{12})^2 T \int_0^t E\left(|X_1 - \hat{X}_1|^2\right)\,ds + 4K_{21}^2 T \int_0^t E\left(|X_2 - \hat{X}_2|^2\right)\,ds +$$

$$2\sigma_1^2 \int_0^t E\left(\left|X_1 - \hat{X}_1\right|^2\right)\,ds$$

Similarly, we get

$$E(|X_2(t) - \hat{X}_2(t)|^2)$$

$$\leqslant 4E\left(\left|\int_0^t K_{12}(X_1 - \hat{X}_1)\,ds\right|^2\right) + 4E\left(\left|\int_0^t K_{21}(X_2 - \hat{X}_2)\,ds\right|^2\right) +$$

$$2E\left(\left|\int_0^t \sigma_2(X_2 - \hat{X}_2)d\xi_s^2\right|^2\right)$$

$$\leqslant 4K_{12}^2 T \int_0^t E\left(|X_1 - \hat{X}_1|^2\right) ds + 4K_{21}^2 T \int_0^t E\left(|X_2 - \hat{X}_2|^2\right) ds + 2\sigma_2^2 \int_0^t E\left(\left|X_2 - \hat{X}_2\right|^2\right) ds$$

Therefore,

$$E(|X_1(t) - \hat{X}_1(t)|^2 + |X_2(t) - \hat{X}_2(t)|^2)$$

$$= E(|X_1(t) - \hat{X}_1(t)|^2) + E(|X_2(t) - \hat{X}_2(t)|^2)$$

$$\leqslant 4(K_{10} + K_{12})^2 T \int_0^t E\left(|X_1 - \hat{X}_1|^2\right) ds + 4K_{21}^2 T \int_0^t E\left(|X_2 - \hat{X}_2|^2\right) ds + 2\sigma_1^2 \int_0^t E\left(\left|X_1 - \hat{X}_1\right|^2\right) ds + 4K_{12}^2 T \int_0^t E\left(|X_1 - \hat{X}_1|^2\right) ds + 4K_{21}^2 T \int_0^t E\left(|X_2 - \hat{X}_2|^2\right) ds + 2\sigma_2^2 \int_0^t E\left(\left|X_2 - \hat{X}_2\right|^2\right) ds$$

$$\leqslant C\left(\int_0^t E\left(\left|X_1 - \hat{X}_1\right|^2\right) ds + \int_0^t E\left(\left|X_2 - \hat{X}_2\right|^2\right) ds\right)$$

where

$$C = \max\left\{4(K_{10} + K_{12})^2 T, 4K_{21}^2 T, 2\sigma_1^2, 4K_{12}^2 T, 4K_{21}^2 T, 2\sigma_2^2\right\}$$

$$= C\int_0^t \left[E\left(\left|X_1 - \hat{X}_1\right|^2\right) + E\left(\left|X_2 - \hat{X}_2\right|^2\right)\right] ds$$

$$= C\int_0^t E\left(\left|X_1 - \hat{X}_1\right|^2 + \left|X_2 - \hat{X}_2\right|^2\right) ds$$

i. e.

$$E\left(|X_1(t) - \hat{X}_1(t)|^2 + |X_2(t) - \hat{X}_2(t)|^2\right)$$

$$\leqslant C\int_0^t E\left(\left|X_1(s) - \hat{X_1}(s)\right|^2 + \left|X_2(s) - \hat{X_2}(s)\right|^2\right) ds$$

Let $g(t) = E(|X_1(t) - \hat{X}_1(t)|^2 + |X_2(t) \hat{X}_2(t)|^2)$, then $g(t) \leqslant$

$C\int_0^t g(s)ds$, by the Gronwall Lemma (see Theorem 1.5),

$$g(t) \leq g(0)e^{\int_0^t C ds} = E\left(|X_1(0) - X_1(0)|^2 + |X_2(0) - X_2(0)|^2\right)e^{Ct} = 0$$

So $0 \leqslant g(t) \leqslant 0$. It implies,

$$g(t) := E\left(|X_1(t) - \hat{X}_1(t)|^2 + |X_2(t) - \hat{X}_2(t)|^2\right) \equiv 0$$

for all $t \in [0, T]$.

Thus

$$E\left(|X_1(t) - \hat{X}_1(t)|^2\right) + E\left(|X_1(t) - \hat{X}_1(t)|^2\right)$$

$$= E\left(|X_1(t) - \hat{X}_1(t)|^2 + |X_2(t) - \hat{X}_2(t)|^2\right)$$

$$= g(t) \equiv 0$$

i. e.

$$E\left(|X_1(t) - \hat{X}_1(t)|^2\right) + E\left(|X_1(t) - \hat{X}_1(t)|^2\right) \equiv 0$$

It implies

$$E\left(|X_1(t) - \hat{X}_1(t)|^2\right) \equiv 0, \text{ and } E\left(|X_2(t) - \hat{X}_2(t)|^2\right) \equiv 0$$

Therefore, $X_1(t) = \hat{X}_1(t)$ and $X_2(t) = \hat{X}_2(t)$ for all $t \in [0, T]$. i. e. , the solution of stochastic model (3-9) is unique.

Theorem 4. 4 *If σ_1 and σ_2 satisfies*

$$\begin{cases} \left(\dfrac{K_{12}}{K_{10} + K_{12}} \times \dfrac{\dfrac{K_{12}}{2K_{21}} + \dfrac{K_{21}}{2(K_{10} + K_{12})}}{K_{10} + \dfrac{K_{10}K_{21}}{K_{10} + K_{12}}} + \dfrac{1}{2(K_{10} + K_{12})}\right) \sigma_1^2 < 1 \\[3em]
\left(\dfrac{\dfrac{K_{12}}{2K_{21}} + \dfrac{K_{21}}{2(K_{10} + K_{12})}}{K_{10} + \dfrac{K_{10}K_{21}}{K_{10} + K_{12}}} + \dfrac{1}{2K_{21}}\right) \sigma_2^2 < 1 \\[3em]
\left(\dfrac{K_{12}}{K_{10} + K_{12}} \times \dfrac{\dfrac{K_{12}}{2K_{21}} + \dfrac{K_{21}}{2(K_{10} + K_{12})}}{K_{10} + \dfrac{K_{10}K_{21}}{K_{10} + K_{12}}} + \dfrac{1}{2(K_{10} + K_{12})}\right) \sigma_1^2 + \\[3em]
\left(\dfrac{\dfrac{K_{12}}{2K_{21}} + \dfrac{K_{21}}{2(K_{10} + K_{12})}}{K_{10} + \dfrac{K_{10}K_{21}}{K_{10} + K_{12}}} + \dfrac{1}{2K_{21}}\right) \sigma_2^2 \\[3em]
< 1 + \left(\dfrac{K_{10} + 2K_{12}}{2(K_{10} + K_{12})(K_{10} + K_{12} + K_{21})} \times \dfrac{\dfrac{K_{12}}{2K_{21}} + \dfrac{K_{21}}{2(K_{10} + K_{12})}}{K_{10} + \dfrac{K_{10}K_{21}}{K_{10} + K_{12}}} + \right. \\[3em]
\left. \dfrac{1}{4K_{21}(K_{10} + K_{12})}\right) \sigma_1^2 \sigma_2^2 \end{cases}$$

then the trivial solution of the stochastic model (3-9) is stochastically asymptoti-

cally stable in the large.

Proof: Let the Lyapunov function be $V(X) = X^T Q X$,

Where $A = \begin{bmatrix} -(K_{10} + K_{12}) & K_{21} \\ K_{12} & -K_{21} \end{bmatrix}$, $X = [X_1, X_2]^T$ and $Q = \begin{bmatrix} q_{11} & q_{12} \\ q_{12} & q_{22} \end{bmatrix}$ is

symmetric and satisfies $A^T Q + Q A = -I$.

i. e.

$$\begin{bmatrix} -(K_{10} + K_{12}) & K_{12} \\ K_{21} & -K_{21} \end{bmatrix} \begin{bmatrix} q_{11} & q_{12} \\ q_{12} & q_{22} \end{bmatrix} + \begin{bmatrix} q_{11} & q_{12} \\ q_{12} & q_{22} \end{bmatrix} \begin{bmatrix} -(K_{10} + K_{12}) & K_{21} \\ K_{12} & -K_{21} \end{bmatrix}$$
$$= \begin{bmatrix} -1 & 0 \\ 0 & -1 \end{bmatrix}$$

$$\begin{bmatrix} -(K_{10} + K_{12})q_{11} + K_{12}q_{12} & -(K_{10} + K_{12})q_{12} + K_{12}q_{22} \\ K_{21}q_{11} - K_{21}q_{12} & K_{21}q_{12} - K_{21}q_{22} \end{bmatrix}$$
$$+ \begin{bmatrix} -(K_{10} + K_{12})q_{11} + K_{12}q_{12} & K_{21}q_{11} - K_{21}q_{12} \\ -(K_{10} + K_{12})q_{12} + K_{12}q_{22} & K_{21}q_{12} - K_{21}q_{22} \end{bmatrix} = \begin{bmatrix} -1 & 0 \\ 0 & -1 \end{bmatrix}$$

i. e.

$$\begin{bmatrix} L_{11} & L_{12} \\ L_{21} & L_{22} \end{bmatrix} = \begin{bmatrix} -1 & 0 \\ 0 & -1 \end{bmatrix}$$

where

$$L_{11} = -2(K_{10} + K_{12})q_{11} + 2K_{12}q_{12}$$
$$L_{12} = L_{21} = -(K_{10} + K_{12})q_{12} + K_{12}q_{22} + K_{21}(q_{11} - q_{12})$$
$$L_{22} = 2K_{21}q_{12} - 2K_{21}q_{22}$$

i. e.

$$\begin{cases} -2(K_{10} + K_{12})q_{11} + 2K_{12}q_{12} = -1 \\ -(K_{10} + K_{12})q_{12} + K_{12}q_{22} + K_{21}(q_{11} - q_{12}) = 0 \\ 2K_{21}q_{12} - 2K_{21}q_{22} = -1 \end{cases} \qquad (4\text{-}1)$$

From $-2(K_{10} + K_{12})q_{11} + 2K_{12}q_{12} = -1$, we get

$$q_{11} = \frac{K_{12}}{K_{10} + K_{12}} q_{12} + \frac{1}{2(K_{10} + K_{12})}$$

From $2K_{21}q_{12} - 2K_{21}q_{22} = -1$, we get

$$q_{22} = q_{12} + \frac{1}{2K_{21}}$$

Substitute $q_{11} = \dfrac{K_{12}}{K_{10} + K_{12}} q_{12} + \dfrac{1}{2(K_{10} + K_{12})}$ and $q_{22} = q_{12} + \dfrac{1}{2K_{21}}$ to $-(K_{10} +$

$K_{12})q_{12}+K_{12}q_{22}+K_{21}(q_{11}-q_{12})=0$, we get

$$-(K_{10}+K_{12})q_{12}+K_{12}\left(q_{12}+\frac{1}{2K_{21}}\right)+$$

$$K_{21}\left(\frac{K_{12}}{K_{10}+K_{12}}q_{12}+\frac{1}{2(K_{10}+K_{12})}-q_{12}\right)=0$$

It implies

$$q_{12}=\frac{\dfrac{K_{12}}{2K_{21}}+\dfrac{K_{21}}{2(K_{10}+K_{12})}}{K_{10}+\dfrac{K_{10}K_{21}}{K_{10}+K_{12}}}$$

Thus

$$\begin{cases} q_{12}=\dfrac{\dfrac{K_{12}}{2K_{21}}+\dfrac{K_{21}}{2(K_{10}+K_{12})}}{K_{10}+\dfrac{K_{10}K_{21}}{K_{10}+K_{12}}} \\[3em] q_{11}=\dfrac{K_{12}}{K_{10}+K_{12}}\times\dfrac{\dfrac{K_{12}}{2K_{21}}+\dfrac{K_{21}}{2(K_{10}+K_{12})}}{K_{10}+\dfrac{K_{10}K_{21}}{K_{10}+K_{12}}}+\dfrac{1}{2(K_{10}+K_{12})} \\[3em] q_{22}=\dfrac{\dfrac{K_{12}}{2K_{21}}+\dfrac{K_{21}}{2(K_{10}+K_{12})}}{K_{10}+\dfrac{K_{10}K_{21}}{K_{10}+K_{12}}}+\dfrac{1}{2K_{21}} \end{cases}$$

So, we get $Q=\begin{bmatrix} q_{11} & q_{12} \\ q_{12} & q_{22} \end{bmatrix}$.

By the application, we know $K_{10}>0$, $K_{12}>0$ and $K_{21}>0$. Thus, we have

$$q_{11}=\frac{K_{12}}{K_{10}+K_{12}}\frac{\dfrac{K_{12}}{2K_{21}}+\dfrac{K_{21}}{2(K_{10}+K_{12})}}{K_{10}+\dfrac{K_{10}K_{21}}{K_{10}+K_{12}}}+\frac{1}{2(K_{10}+K_{12})}>0$$

Moreover

$$|Q|=\left[\frac{K_{12}}{K_{10}+K_{12}}\frac{\dfrac{K_{12}}{2K_{21}}+\dfrac{K_{21}}{2(K_{10}+K_{12})}}{K_{10}+\dfrac{K_{10}K_{21}}{K_{10}+K_{12}}}+\frac{1}{2(K_{10}+K_{12})}\right]\times$$

$$\left[\frac{\dfrac{K_{12}}{2K_{21}}+\dfrac{K_{21}}{2(K_{10}+K_{12})}}{K_{10}+\dfrac{K_{10}K_{21}}{K_{10}+K_{12}}}+\frac{1}{2K_{21}}\right]-\left[\frac{\dfrac{K_{12}}{2K_{21}}+\dfrac{K_{21}}{2(K_{10}+K_{12})}}{K_{10}+\dfrac{K_{10}K_{21}}{K_{10}+K_{12}}}\right]^2$$

$$= \frac{K_{12}}{K_{10} + K_{12}} \left[\frac{\dfrac{K_{12}}{2K_{21}} + \dfrac{K_{21}}{2(K_{10} + K_{12})}}{K_{10} + \dfrac{K_{10}K_{21}}{K_{10} + K_{12}}} \right]^2 +$$

$$\left[\frac{K_{12}}{2K_{21}(K_{10} + K_{12})} + \frac{1}{2(K_{10} + K_{12})} \right] \frac{\dfrac{K_{12}}{2K_{21}} + \dfrac{K_{21}}{2(K_{10} + K_{12})}}{K_{10} + \dfrac{K_{10}K_{21}}{K_{10} + K_{12}}} +$$

$$\frac{1}{4K_{21}(K_{10} + K_{12})} - \left[\frac{\dfrac{K_{12}}{2K_{21}} + \dfrac{K_{21}}{2(K_{10} + K_{12})}}{K_{10} + \dfrac{K_{10}K_{21}}{K_{10} + K_{12}}} \right]^2$$

$$= \frac{K_{12} + K_{21}}{2K_{21}(K_{10} + K_{12})} \times \frac{\dfrac{K_{12}}{2K_{21}} + \dfrac{K_{21}}{2(K_{10} + K_{12})}}{K_{10} + \dfrac{K_{10}K_{21}}{K_{10} + K_{12}}} + \frac{1}{4K_{21}(K_{10} + K_{12})} -$$

$$\frac{K_{10}}{K_{10} + K_{12}} \left[\frac{\dfrac{K_{12}}{2K_{21}} + \dfrac{K_{21}}{2(K_{10} + K_{12})}}{K_{10} + \dfrac{K_{10}K_{21}}{K_{10} + K_{12}}} \right]^2$$

$$= \left[\frac{K_{12} + K_{21}}{2K_{21}(K_{10} + K_{12})} - \frac{K_{10}}{K_{10} + K_{12}} \times \frac{\dfrac{K_{12}}{2K_{21}} + \dfrac{K_{21}}{2(K_{10} + K_{12})}}{K_{10} + \dfrac{K_{10}K_{21}}{K_{10} + K_{12}}} \right] \times$$

$$\frac{\dfrac{K_{12}}{2K_{21}} + \dfrac{K_{21}}{2(K_{10} + K_{12})}}{K_{10} + \dfrac{K_{10}K_{21}}{K_{10} + K_{12}}} + \frac{1}{4K_{21}(K_{10} + K_{12})}$$

$$= \left[\frac{K_{12} + K_{21}}{2K_{21}(K_{10} + K_{12})} - \frac{K_{12}(K_{10} + K_{12}) + K_{21}^2}{2K_{21}(K_{10} + K_{12})(K_{10} + K_{12} + K_{21})} \right] \times$$

$$\frac{\dfrac{K_{12}}{2K_{21}} + \dfrac{K_{21}}{2(K_{10} + K_{12})}}{K_{10} + \dfrac{K_{10}K_{21}}{K_{10} + K_{12}}} + \frac{1}{4K_{21}(K_{10} + K_{12})}$$

$$= \left[\frac{(K_{12} + K_{21})(K_{10} + K_{12} + K_{21})}{2K_{21}(K_{10} + K_{12})(K_{10} + K_{12} + K_{21})} - \frac{K_{12}(K_{10} + K_{12}) + K_{21}^2}{2K_{21}(K_{10} + K_{12})(K_{10} + K_{12} + K_{21})} \right] \times$$

$$\frac{\dfrac{K_{12}}{2K_{21}} + \dfrac{K_{21}}{2(K_{10} + K_{12})}}{K_{10} + \dfrac{K_{10}K_{21}}{K_{10} + K_{12}}} + \frac{1}{4K_{21}(K_{10} + K_{12})}$$

$$= \frac{K_{10} + 2K_{12}}{2(K_{10} + K_{12})(K_{10} + K_{12} + K_{21})} \times \frac{\dfrac{K_{12}}{2K_{21}} + \dfrac{K_{21}}{2(K_{10} + K_{12})}}{K_{10} + \dfrac{K_{10}K_{21}}{K_{10} + K_{12}}} + \frac{1}{4K_{21}(K_{10} + K_{12})} > 0$$

Thus, Q is a symmetric positive-definite matrix.

Let $b(t, X_t) = [-(K_{10} + K_{12})X_1 + K_{21}X_2 \quad K_{12}X_1 - K_{21}X_2]^T$ and $\sigma(t, X_t) = [\sigma_1 X_1 \quad \sigma_2 X_2]^T$, then

$$
\begin{aligned}
LV(X_t) &= X_t^T Q b(t, X_t) + b(t, X_t)^T Q X_t + \sigma(t, X_t)^T Q \sigma(t, X_t) \\
&= [X_1 \quad X_2] \begin{bmatrix} q_{11} & q_{12} \\ q_{12} & q_{22} \end{bmatrix} \begin{bmatrix} -(K_{10} + K_{12})X_1 + K_{21}X_2 \\ K_{12}X_1 - K_{21}X_2 \end{bmatrix} + \\
&\quad [-(K_{10} + K_{12})X_1 + K_{21}X_2 \quad K_{12}X_1 - K_{21}X_2] \begin{bmatrix} q_{11} & q_{12} \\ q_{12} & q_{22} \end{bmatrix} \begin{bmatrix} X_1 \\ X_2 \end{bmatrix} + \\
&\quad [\sigma_1 X_1 \quad \sigma_2 X_2] \begin{bmatrix} q_{11} & q_{12} \\ q_{12} & q_{22} \end{bmatrix} \begin{bmatrix} \sigma_1 X_1 \\ \sigma_2 X_2 \end{bmatrix} \\
&= [q_{11}X_1 + q_{12}X_2 \quad q_{12}X_1 + q_{22}X_2] \begin{bmatrix} -(K_{10} + K_{12})X_1 + K_{21}X_2 \\ K_{12}X_1 - K_{21}X_2 \end{bmatrix} + \\
&\quad \begin{bmatrix} q_{11}(-(K_{10} + K_{12})X_1 + K_{21}X_2) + q_{12}(K_{12}X_1 - K_{21}X_2) \\ q_{12}(-(K_{10} + K_{12})X_1 + K_{21}X_2) + q_{22}(K_{12}X_1 - K_{21}X_2) \end{bmatrix}^T \begin{bmatrix} X_1 \\ X_2 \end{bmatrix} + \\
&\quad [q_{11}\sigma_1 X_1 + q_{12}\sigma_2 X_2 \quad q_{12}\sigma_1 X_1 + q_{22}\sigma_2 X_2] \begin{bmatrix} \sigma_1 X_1 \\ \sigma_2 X_2 \end{bmatrix}
\end{aligned}
$$

$$
\begin{aligned}
&= (q_{11}X_1 + q_{12}X_2)[-(K_{10} + K_{12})X_1 + K_{21}X_2] + (q_{12}X_1 + q_{22}X_2)(K_{12}X_1 - K_{21}X_2) + \\
&\quad [q_{11}(-(K_{10} + K_{12})X_1 + K_{21}X_2) + q_{12}(K_{12}X_1 - K_{21}X_2)] X_1 + \\
&\quad [q_{12}(-(K_{10} + K_{12})X_1 + K_{21}X_2) + q_{22}(K_{12}X_1 - K_{21}X_2)] X_2 + \\
&\quad (q_{11}\sigma_1 X_1 + q_{12}\sigma_2 X_2)\sigma_1 X_1 + (q_{12}\sigma_1 X_1 + q_{22}\sigma_2 X_2)\sigma_2 X_2 \\
&= 2[-q_{11}(K_{10} + K_{12})X_1^2 - q_{12}(K_{10} + K_{12})X_1 X_2 + q_{11}K_{21}X_1 X_2 + q_{12}K_{21}X_2^2 + \\
&\quad q_{12}K_{12}X_1^2 + q_{22}K_{12}X_1 X_2 - q_{12}K_{21}X_1 X_2 - q_{22}K_{21}X_2^2] + \\
&\quad q_{11}\sigma_1^2 X_1^2 + q_{12}\sigma_1\sigma_2 X_1 X_2 + q_{12}\sigma_1\sigma_2 X_1 X_2 + q_{22}\sigma_2^2 X_2^2 \\
&= [-2(K_{10} + K_{12})q_{11} + 2K_{12}q_{12}]X_1^2 + [-2(K_{10} + K_{12})q_{12} + 2K_{12}q_{22} + \\
&\quad 2K_{21}(q_{11} - q_{12})]X_1 X_2 + (2K_{21}q_{12} - 2K_{21}q_{22})X_2^2 + q_{11}\sigma_1^2 X_1^2 + \\
&\quad 2q_{12}\sigma_1\sigma_2 X_1 X_2 + q_{22}\sigma_2^2 X_2^2 \\
&= -X_1^2 - X_2^2 + q_{11}\sigma_1^2 X_1^2 + 2q_{12}\sigma_1\sigma_2 X_1 X_2 + q_{22}\sigma_2^2 X_2^2
\end{aligned}
$$

(by(4-1), $-2(K_{10} + K_{12})q_{11} + 2K_{12}q_{12} = -1$, $-(K_{10} + K_{12})q_{12} + K_{12}q_{22} + K_{21}(q_{11} - q_{12}) = 0$, and $2K_{21}q_{12} - 2K_{21}q_{22} = -1$).

$$
= -X_1^2 - X_2^2 + q_{11}\sigma_1^2 X_1^2 + 2q_{12}\sigma_1\sigma_2 X_1 X_2 + q_{22}\sigma_2^2 X_2^2
$$

Define $f(X_1, X_2) = -X_1^2 - X_2^2 + q_{11}\sigma_1^2 X_1^2 + 2q_{12}\sigma_1\sigma_2 X_1 X_2 + q_{22}\sigma_2^2 X_2^2$, then

$$
f_{X_1}(X_1, X_2) = -2X_1 + 2q_{11}\sigma_1^2 X_1 + 2q_{12}\sigma_1\sigma_2 X_2
$$

$$
f_{X_2}(X_1, X_2) = -2X_2 + 2q_{22}\sigma_2^2 X_2 + 2q_{12}\sigma_1\sigma_2 X_1
$$

And denote

$$A = f_{X_1 X_1} = -2 + 2q_{11}\sigma_1^2 = -2(1 - q_{11}\sigma_1^2)$$

$$B = f_{X_1 X_2} = 2q_{12}\sigma_1\sigma_2$$

$$C = f_{X_2 X_2} = -2 + 2q_{22}\sigma_2^2 = -2(1 - q_{22}\sigma_2^2)$$

Let

$$0 = f_{X_1}(X_1, X_2) = -2X_1 + 2q_{11}\sigma_1^2 X_1 + 2q_{12}\sigma_1\sigma_2 X_2$$

$$0 = f_{X_2}(X_1, X_2) = -2X_2 + 2q_{22}\sigma_2^2 X_2 + 2q_{12}\sigma_1\sigma_2 X_1$$

i. e.

$$(1 - q_{11}\sigma_1^2)X_1 = q_{12}\sigma_1\sigma_2 X_2$$

$$(1 - q_{22}\sigma_2^2)X_2 = q_{12}\sigma_1\sigma_2 X_1$$

It's clear that $(0, 0)$ is a solution.

$AC - B^2$

$$= 4(1 - q_{11}\sigma_1^2)(1 - q_{22}\sigma_2^2) - 4q_{12}^2\sigma_1^2\sigma_2^2$$

$$= 4(1 - q_{11}\sigma_1^2 - q_{22}\sigma_2^2 + q_{11}q_{22}\sigma_1^2\sigma_2^2 - q_{12}^2\sigma_1^2\sigma_2^2)$$

$$= 4\left[1 - \left(\frac{K_{12}}{K_{10} + K_{12}} \times \frac{\dfrac{K_{12}}{2K_{21}} + \dfrac{K_{21}}{2(K_{10} + K_{12})}}{K_{10} + \dfrac{K_{10}K_{21}}{K_{10} + K_{12}}} + \frac{1}{2(K_{10} + K_{12})}\right)\sigma_1^2 - \right.$$

$$\left(\frac{\dfrac{K_{12}}{2K_{21}} + \dfrac{K_{21}}{2(K_{10} + K_{12})}}{K_{10} + \dfrac{K_{10}K_{21}}{K_{10} + K_{12}}} + \frac{1}{2K_{21}}\right)\sigma_2^2 +$$

$$\left(\frac{K_{12}}{K_{10} + K_{12}} \times \frac{\dfrac{K_{12}}{2K_{21}} + \dfrac{K_{21}}{2(K_{10} + K_{12})}}{K_{10} + \dfrac{K_{10}K_{21}}{K_{10} + K_{12}}} + \frac{1}{2(K_{10} + K_{12})}\right) \times$$

$$\left(\frac{\dfrac{K_{12}}{2K_{21}} + \dfrac{K_{21}}{2(K_{10} + K_{12})}}{K_{10} + \dfrac{K_{10}K_{21}}{K_{10} + K_{12}}} + \frac{1}{2K_{21}}\right)\sigma_1^2\sigma_2^2 - \left(\frac{\dfrac{K_{12}}{2K_{21}} + \dfrac{K_{21}}{2(K_{10} + K_{12})}}{K_{10} + \dfrac{K_{10}K_{21}}{K_{10} + K_{12}}}\right)^2 \sigma_1^2\sigma_2^2\right]$$

$$= 4\left[1 - \left(\frac{K_{12}}{K_{10} + K_{12}} \times \frac{\dfrac{K_{12}}{2K_{21}} + \dfrac{K_{21}}{2(K_{10} + K_{12})}}{K_{10} + \dfrac{K_{10}K_{21}}{K_{10} + K_{12}}} + \frac{1}{2(K_{10} + K_{12})}\right)\sigma_1^2 - \right.$$

$$\left(\frac{\dfrac{K_{12}}{2K_{21}}+\dfrac{K_{21}}{2(K_{10}+K_{12})}}{K_{10}+\dfrac{K_{10}K_{21}}{K_{10}+K_{12}}}+\frac{1}{2K_{21}}\right)\sigma_2^2+$$

$$\left(\frac{K_{10}+2K_{12}}{2(K_{10}+K_{12})(K_{10}+K_{12}+K_{21})}\times\frac{\dfrac{K_{12}}{2K_{21}}+\dfrac{K_{21}}{2(K_{10}+K_{12})}}{K_{10}+\dfrac{K_{10}K_{21}}{K_{10}+K_{12}}}+\right.$$

$$\left.\frac{1}{4K_{21}(K_{10}+K_{12})}\right)\sigma_1^2\sigma_2^2\Bigg]$$

If σ_1 and σ_2 satisfy $AC-B^2>0$ and $A<0$, $C<0$, i. e.

$$\begin{cases}\left(\dfrac{K_{12}}{K_{10}+K_{12}}\times\dfrac{\dfrac{K_{12}}{2K_{21}}+\dfrac{K_{21}}{2(K_{10}+K_{12})}}{K_{10}+\dfrac{K_{10}K_{21}}{K_{10}+K_{12}}}+\dfrac{1}{2(K_{10}+K_{12})}\right)\sigma_1^2<1\\[3mm]
\left(\dfrac{\dfrac{K_{12}}{2K_{21}}+\dfrac{K_{21}}{2(K_{10}+K_{12})}}{K_{10}+\dfrac{K_{10}K_{21}}{K_{10}+K_{12}}}+\dfrac{1}{2K_{21}}\right)\sigma_2^2<1\\[3mm]
\left(\dfrac{K_{12}}{K_{10}+K_{12}}\times\dfrac{\dfrac{K_{12}}{2K_{21}}+\dfrac{K_{21}}{2(K_{10}+K_{12})}}{K_{10}+\dfrac{K_{10}K_{21}}{K_{10}+K_{12}}}+\dfrac{1}{2(K_{10}+K_{12})}\right)\sigma_1^2+\\[3mm]
\left(\dfrac{\dfrac{K_{12}}{2K_{21}}+\dfrac{K_{21}}{2(K_{10}+K_{12})}}{K_{10}+\dfrac{K_{10}K_{21}}{K_{10}+K_{12}}}+\dfrac{1}{2K_{21}}\right)\sigma_2^2\\[3mm]
<1+\left(\dfrac{K_{10}+2K_{12}}{2(K_{10}+K_{12})(K_{10}+K_{12}+K_{21})}\times\dfrac{\dfrac{K_{12}}{2K_{21}}+\dfrac{K_{21}}{2(K_{10}+K_{12})}}{K_{10}+\dfrac{K_{10}K_{21}}{K_{10}+K_{12}}}+\right.\\[3mm]
\left.\dfrac{1}{4K_{21}(K_{10}+K_{12})}\right)\sigma_1^2\sigma_2^2\end{cases}$$

then $f(0,0)=0$ is the maximum value of f. It means

$$LV = f(X_1, X_2) < f(0,0) = 0$$

Thus, by Theorem 1. 3, the trivial solution of stochastic model (3-9) is stochastically asymptotically stable in the large.

❺
Quantitative Analysis of the Models

5. 1　Quantitative Analysis of the First−order 1−Compartment Model（Extravascular Administration）

5. 1. 1　Parameter Estimation of the First−order 1−Compartment Model（Extravascular Administration）

In the original ODE model

$$\begin{cases} \dfrac{\mathrm{d}A_a}{\mathrm{d}t} = -K_a A_a \\[2mm] \dfrac{\mathrm{d}A_c}{\mathrm{d}t} = K_a A_a - K_{10} A_c \end{cases}$$

in order to estimate the parameters K_a and K_{10} in the model, firstly, we generated sampled data with $K_a = 2$, $K_{10} = 1$ and with initial concentrations being $A_a = 0.957$, $A_c = 0.031$. Then we set the initial values for the optimizer as $K_a = K_{10} = 0.5$, and we specify the coefficients drift and diffusion as expressions. We can now use the Levenberg−marquardt routine in package minpack. lm to estimate the parameters K_a and K_{10} of the model.

The estimated coefficients are extracted from the output object fitmod as follows：

Parameters:

Estimate	Std.	Error	t value	$Pr(>|t|)$
K_a	2. 06204	0. 02380	86. 63	$<2e-16$ ***
K_{10}	1. 01778	0. 01051	96. 83	$<2e16$ ***

Signif. codes: 0 ' * * * ' 0. 001 ' * * ' 0. 01 ' * ' 0. 05 ' · ' 0. 1 ' ' 1

Residual standard error: 0. 00935 *on* 38 *degrees of freedom*

Number of iterations to termination: 7

Reason for termination: *Relative error in the sum of squares is at most* '*ftol*' .

5. 1. 2 Parameter Estimation of the First−order 1−Compartment Model with Optimal Control

In our revised ODE model with optimal control.

$$\begin{cases} \dfrac{\mathrm{d}A_a}{\mathrm{d}t} = -K_a A_a + \alpha u \\ \dfrac{\mathrm{d}A_c}{\mathrm{d}t} = K_a A_a - K_{10} A_c + \beta u \end{cases}$$

in order to estimate the parameters K_a, K_{10}, α and β in the model, firstly, we generated sampled data with $K_a=2$, $K_{10}=1$, $\alpha=0.8$, $\beta=0.2$, set $u=0.2$, and with initial concentrations being $A_a = 0.957$, $A_c = 0.031$. Then we set the initial values for the optimizer as $K_a=K_{10}=0.5$, $\alpha=0.6$, $\beta=0.03$, and we specify the coefficients drift and diffusion as expressions. We can now use the Levenberg-marquardt routine in package minpack. lm to estimate the parameters K_a, K_{10}, α and β of the model.

The estimated coefficients are extracted from the output object fitmod as follows:

Parameters:

Estimate	Std.	Error	t value	Pr(>|t|)
K_a	2. 07126	0. 03118	66. 419	<2e−16 ***
K_{10}	1. 03649	0. 03128	33. 131	<2e−16 ***
α	0. 83755	0. 03572	23. 447	<2e−16 ***
β	0. 21409	0. 07052	3. 036	0. 00444 **

Signif. codes: 0 ' * * * ' 0. 001 ' * * ' 0. 01 ' * ' 0. 05 ' · ' 0. 1 ' ' 1

Residual standard error: 0. 009599 *on* 36 *degrees of freedom*

Number of iterations to termination: 6

Reason for termination: *Relative error in the sum of squares is at most* '*ftol*'.

5. 1. 3　Simulations of the Three First−order 1−Compartment Models

Using the above estimated parameters in 5. 1. 1 and 5. 1. 2, we solved the three models numerically and plotted the simulation curves (Figure 11, 12, 13), then compared the three models visually.

It's clear that our revised ODE model with optimal control increased the amount of drug absorption deposit (A_a) and drug in central compartment (A_c), and SDE with optimal control model did the same improvement but with consideration of the influences that are not completely understood or not feasible to model explicitly. So the SDE with optimal control model improves the model and is more reasonable than the original ODE model and our revised ODE model with optimal control.

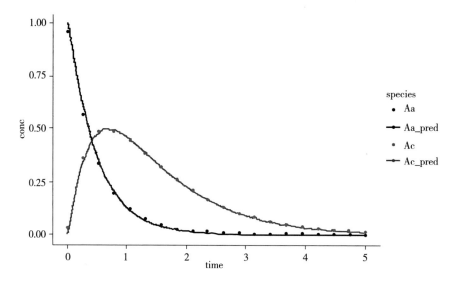

Figure 11   Simulation curve of the original 1-compartment ODE model

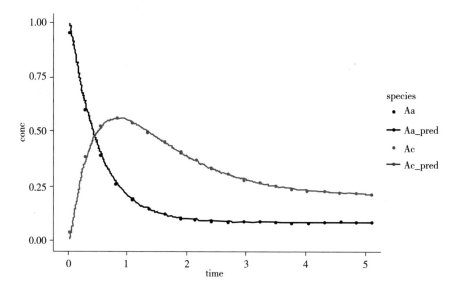

Figure 12   Simulation curve of the 1-compartment model with the optimal control

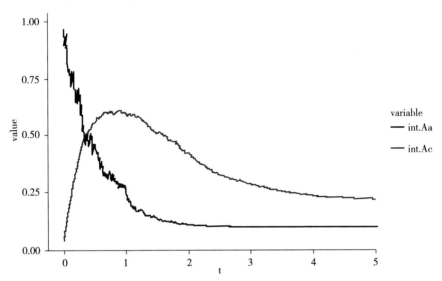

Figure 13   Simulation curve of the 1−compartment SDE model with optimal control

5. 1. 4   Using Numerical Method to Verify the Explicit Solution of the First−order 1−Compartment SDE Model

In this section, we'll give a theorem for the stability of the EM method for our SDE with optimal control model (3−3). Then we'll verify our explicit solutions of our SDE with optimal control model through comparing the explicit solution with the numerical solution from Euler−Maruyama (E−M) method.

Theorem 5. 1   *If* $\begin{cases} \sigma_1^2 < 2K_a \\ (\sigma_1^2 - 2K_a)(\sigma_2^2 - 2K_{10}) > K_\alpha^2 \end{cases}$, *then for any sufficiently small step size* Δ, *the E−M approximate solution of the SDE model* (3−3) *with the optimal control is stable in distribution.*

Proof: Let $X(t) = \begin{bmatrix} X_1(t) \\ X_2(t) \end{bmatrix}$, $A = \begin{bmatrix} -K_a & 0 \\ K_a & -K_{10} \end{bmatrix}$, $B_1 = \begin{bmatrix} \sigma_1 & 0 \\ 0 & 0 \end{bmatrix}$, $B_2 = \begin{bmatrix} 0 & 0 \\ 0 & \sigma_2 \end{bmatrix}$, $\xi(t) = \begin{bmatrix} \xi_t^1 \\ \xi_t^2 \end{bmatrix}$. Then $dX = AXdt + \sum_{i=1}^2 B_i X(t) d\xi_t^i$

MODIFICATION OF THE COMPARTMENTAL PHARMACOKINETIC MODELS

$$U = \sum_{i=1}^{2} B_i^T B_i + A + A^T$$

$$= B_1^T B_1 + B_2^T B_2 + A + A^T$$

$$= \begin{bmatrix} \sigma_1^2 & 0 \\ 0 & 0 \end{bmatrix} + \begin{bmatrix} 0 & 0 \\ 0 & \sigma_2^2 \end{bmatrix} + \begin{bmatrix} -K_a & 0 \\ K_a & -K_{10} \end{bmatrix} + \begin{bmatrix} -K_a & K_a \\ 0 & -K_{10} \end{bmatrix}$$

$$= \begin{bmatrix} \sigma_1^2 & 0 \\ 0 & \sigma_2^2 \end{bmatrix} + \begin{bmatrix} -2K_a & K_a \\ K_a & -2K_{10} \end{bmatrix}$$

$$= \begin{bmatrix} \sigma_1^2 - 2K_a & K_a \\ K_a & \sigma_2^2 - 2K_{10} \end{bmatrix}$$

If

$$\begin{cases} \sigma_1^2 - 2K_a < 0 \\ |U| = \begin{vmatrix} \sigma_1^2 - 2K_a & K_a \\ K_a & \sigma_2^2 - 2K_{10} \end{vmatrix} = (\sigma_1^2 - 2K_a)(\sigma_2^2 - 2K_{10}) - K_a^2 > 0 \end{cases}$$

i. e.

$$\begin{cases} \sigma_1^2 < 2K_a \\ (\sigma_1^2 - 2K_a)(\sigma_2^2 - 2K_{10}) > K_a^2 \end{cases}$$

then U is negative–definite, so by Theorem 1. 4 for any sufficiently small step size Δ, the E–M approximate solution of the SDE with optimal control model (3–3) is stable in distribution.

In our SDE with optimal control model (3 – 3), $K_a = 2.07126$, $K_{10} = 1.03649$, $\sigma_1 = 0.5$, and $\sigma_2 = 0.1$, so

$$\sigma_1^2 - 2K_a = 0.5^2 - 2(2.07126) = -3.89252 < 0$$

$$(\sigma_1^2 - 2K_a)(\sigma_2^2 - 2K_{10}) = [0.5^2 - 2 \times (2.07126)] \times [0.1^2 - 2 \times (1.03649)]$$

$$= (-3.89252) \times (-2.06298) = 8.03019091$$

$$> 4.290117988 = 2.07126^2 = K_a^2$$

Thus for any sufficiently small step size Δ, the E–M approximate solution of our SDE with optimal control model (3–3) is stable in distribution.

In order to compare the explicit A_a and the numerical A_a, we draw them on the same set of axes (Figure 15), and to show the explicit Ac and the numerical A_c overlap each other, we also draw them on the same set of axes (Figure 17).

From Figure 14 and Figure 15, we can see the two curves of explicit A_a and the numerical A_a completely overlap each other, thus the explicit solution of A_a is correct. From Figure 16 and Figure 17, we can see the two curves of explicit totally A_c and the numerical A_c also overlap each other, thus the explicit solution of A_c is also correct.

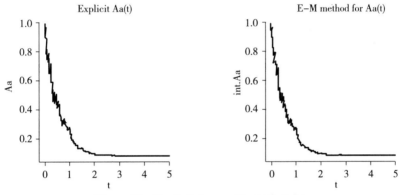

Figure 14   Explicit Aa v. s. Numerical Aa

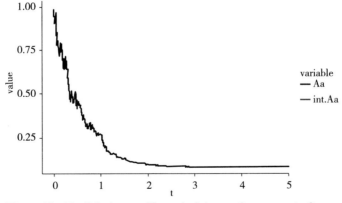

Figure 15   Explicit Aa v. s. Numerical Aa on the same set of axes

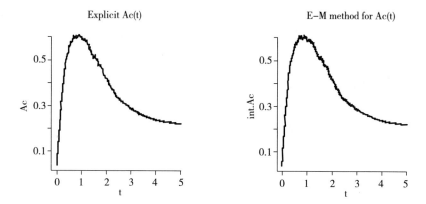

Figure 16　Explicit Ac v. s. Numerical Ac

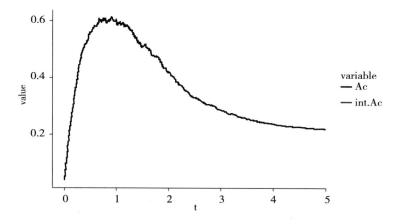

Figure 17　Explicit Ac v. s. Numerical Ac on the same set of axes

5. 2　Quantitative Analysis of the First−order 2−Compartment Model (Intravenous Dose)

5. 2. 1　Parameters Estimation of the First−order 2−Compartment Model (Intravenous Dose)

In the original ODE model (1-2)

$$\begin{cases} \dfrac{\mathrm{d}A_c}{\mathrm{d}t} = -(K_{12} + K_{10})A_c + K_{21}A_p \\ \dfrac{\mathrm{d}A_p}{\mathrm{d}t} = K_{12}A_c - K_{21}A_p \end{cases}$$

in order to estimate the parameters K_{10}, K_{12} and K_{21} in the model, firstly, we generated sampled data with $K_{10} = 0.2$, $K_{12} = 0.25$, $K_{21} = 0.5$ and with initial concentrations being $A_c = 0.03$, $A_p = 1$. Then we set the initial values for the optimizer as $K_{10} = K_{12} = K_{21} = 0.5$, and we specify the coefficients drift and diffusion as expressions. We can now use the Levenberg–marquardt routine in package minpack. lm to estimate the parameters K_{10}, K_{12} and K_{21} of the model.

The estimated coefficients are extracted from the output object fitmod as follows:

Parameters:

Estimate	*Std.*	*Error*	*t value*	*Pr(>|t|)*
K_{10}	2.000e-01	9.552e-08	2093778	<2e-16 ***
K_{12}	2.500e-01	4.487e-07	557125	<2e-16 ***
K_{21}	5.000e-01	4.392e-07	1138502	<2e-16 ***

Signif. codes: 0 ' $* * *$ ' 0.001 ' $* *$ ' 0.01 ' $*$ ' 0.05 ' $\cdot$ ' 0.1 ' ' 1

Residual standard error: 4.277e-07 *on 37 degrees of freedom*

Number of iterations to termination: 8

Reason for termination: Conditions for 'info = 1' and 'info = 2' both hold.

The estimated parameters are $k_{10} = 0.2$, $k_{12} = 0.2500012$, and $k_{21} = 0.5000009$.

5.2.2 Parameters Estimation of the First–order 2–Compartment Model with Optimal Control

In the our revised ODE model with optimal control (2-3)

$$\begin{cases} \dfrac{\mathrm{d}A_c}{\mathrm{d}t} = -(K_{12} + K_{10})A_c + K_{21}A_p + \alpha u \\ \dfrac{\mathrm{d}A_p}{\mathrm{d}t} = K_{12}A_c - K_{21}A_p + \beta u \end{cases}$$

in order to estimate the parameters K_{10}, K_{12}, K_{21}, α and β in the model, first-ly, we generated sampled data with $K_{10} = 0.2$, $K_{12} = 0.25$, $K_{21} = 0.5$, $\alpha = 0.05$, $\beta = 0.2$, set $u = 0.1$, and with initial concentrations being $A_c = 0.03$, $A_p = 1$. Then we set the initial values for the optimizer as $K_{10} = K_{12} = K_{21} = \beta = 0.5$, $\alpha = 0.1$, and we specify the coefficients drift and diffusion as expressions. We can now use the Levenberg-marquardt routine in package minpack. lm to estimate the parameters K_{10}, K_{12}, K_{21}; α and β of the model.

The estimated coefficients are extracted from the output object fitmod as fol-lows:

Parameters:

Estimate	*Std.*	*Error*	*tvalue*	*Pr(>|t|)*
K_{10}	2.000e- 01	1.132e-06	176733	<2e-16 ***
K_{12}	2.500e- 01	1.091e-06	229070	<2e-16 ***
K_{21}	5.000e-01	4.169e-07	1199442	<2e-16 ***
alpha	5.001e-02	4.504e-06	11105	< 2e-16 ***
beta	2.000e-01	4.106e-06	48706	< 2e-16 ***

Signif. codes: 0 ' * * * ' 0.001 ' * * ' 0.01 ' * ' 0.05 ' · ' 0.1 ' ' 1
Residual standard error: 3.958e-07 *on* 35 *degrees of freedom*
Number of iterations to termination: 7
Reason for termination: Relative error between ' *par* ' *and the solution is at most* ' *ptol* '

The estimated parameters are $k_{10} = 0.2000005$, $k_{12} = 0.2500038$, $k_{21} = 0.5000005$, $alpha = 0.05001344$, and $beta = 0.1999883$.

5.2.3   Simulations of the Three First-order 2-Compartment Models

Use the above estimated parameters in 5.2.1 and 5.2.2, we solve the three

mo-dels numerically and plot the simulation curves (Figure 18, Figure 19, Fi
gure 20), then compare the three models visually.

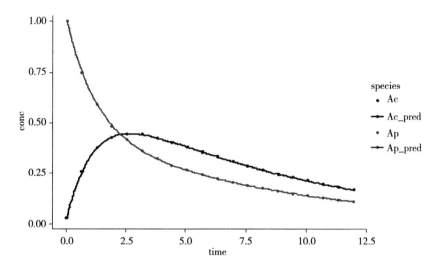

Figure 18   Simulation curve of the original 2-compartment ODE model

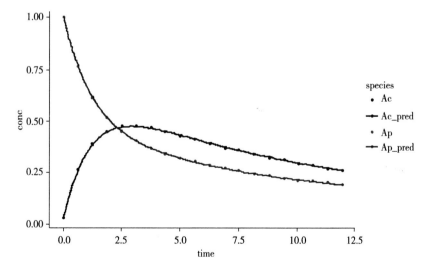

Figure 19   Simulation curve of the 2-compartment model with the optimal control

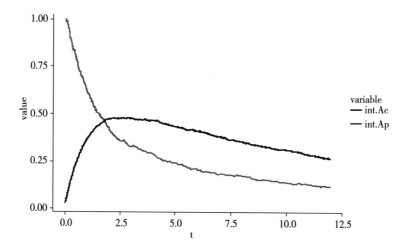

Figure 20 Simulation curve of the 2-compartment SDE model with optimal control

It's clear that our revised ODE model with optimal control increased the amount of drug in central compartment (A_c) and the amount of drug in peripheral compartment (A_p), while SDE with optimal control model $(3-8)$ did the same improvement in the amount of drug in central compartment (A_c) but without increasing the amount of drug in peripheral compartment (A_p). Moreover, our SDE with optimal control model $(3-8)$ considered the influences that are not completely understood or not feasible to model explicitly. So the SDE with optimal control model improves the model and is more reasonable than the original ODE model and our revised ODE model with optimal control.

5.2.4 Stability of the Euler-Maruyama (E-M) Method for the 2-Compartment SDE Model

In this section, we'll give a theorem for the stability of Euler-Maruyama (E-M) method for the numerical solution of our 2-compartment SDE with optimal control model $(3-9)$.

Theorem 5.2   *If* $\begin{cases} \sigma_1^2 < 2(K_{10}+K_{12}) \\ [\sigma_1^2-2(K_{10}+K_{12})](\sigma_2^2-2K_{21}) > (K_{12}+K_{21})^2 \end{cases}$, *then for any* *sufficiently small step size* Δ, *the E−M approximate solution of the SDE model with the optimal control* (3−9) *is stable in distribution.*

Proof: Let

$$X(t) = \begin{bmatrix} X_1(t) \\ X_2(t) \end{bmatrix}$$

$$A = \begin{bmatrix} -(K_{10} + K_{12}) & K_{21} \\ K_{12} & -K_{21} \end{bmatrix}$$

$$B_1 = \begin{bmatrix} \sigma_1 & 0 \\ 0 & 0 \end{bmatrix}$$

$$B_2 = \begin{bmatrix} 0 & 0 \\ 0 & \sigma_2 \end{bmatrix}$$

Then

$$dX = AX dt + \sum_{i=1}^{2} B_i X(t) d\xi_t^i$$

Let

$$U = \sum_{i=1}^{2} B_i^T B_i + A + A^T$$

$$= B_1^T B_1 + B_2^T B_2 + A + A^T$$

$$= \begin{bmatrix} \sigma_1^2 & 0 \\ 0 & 0 \end{bmatrix} + \begin{bmatrix} 0 & 0 \\ 0 & \sigma_2^2 \end{bmatrix} + \begin{bmatrix} -(K_{10} + K_{12}) & K_{21} \\ K_{12} & -K_{21} \end{bmatrix} +$$

$$\begin{bmatrix} -(K_{10} + K_{12}) & K_{12} \\ K_{21} & -K_{21} \end{bmatrix}$$

$$= \begin{bmatrix} \sigma_1^2 & 0 \\ 0 & \sigma_2^2 \end{bmatrix} + \begin{bmatrix} -2(K_{10} + K_{12}) & K_{12} + K_{21} \\ K_{12} + K_{21} & -2K_{21} \end{bmatrix}$$

$$= \begin{bmatrix} \sigma_1^2 - 2(K_{10} + K_{12}) & K_{12} + K_{21} \\ K_{12} + K_{21} & \sigma_2^2 - 2K_{21} \end{bmatrix}$$

It's clear that U is symmetric, so if

$$
\begin{cases}
\sigma_1^2 - 2(K_{10} + K_{12}) < 0 \\[2ex]
|U| = \begin{vmatrix} \sigma_1^2 - 2(K_{10} + K_{12}) & K_{12} + K_{21} \\ K_{12} + K_{21} & \sigma_2^2 - 2K_{21} \end{vmatrix} \\[2ex]
\quad = \left[\sigma_1^2 - 2(K_{10} + K_{12})\right](\sigma_2^2 - 2K_{21}) - (K_{12} + K_{21})^2 \\[2ex]
\quad > 0
\end{cases}
$$

i. e.

$$
\begin{cases}
\sigma_1^2 < 2(K_{10} + K_{12}) \\[2ex]
\left[\sigma_1^2 - 2(K_{10} + K_{12})\right](\sigma_2^2 - 2K_{21}) > (K_{12} + K_{21})^2
\end{cases}
$$

then U is negative-definite, so by Theorem (1.4) for any sufficiently small step size Δ, the E-M approximate solution of the SDE with optimal control model (3-9) is stable in distribution.

In our SDE with optimal control model, $K_{10} = 0.2$, $K_{12} = 0.25$, $K_{21} = 0.5$, $\sigma_1 = 0.02$, $\sigma_2 = 0.05$, so

$$\sigma_1^2 - 2(K_{10} + K_{12}) = 0.02^2 - 2(0.2 + 0.25) = -0.86 < 0$$

$$\left[\sigma_1^2 - 2(K_{10} + K_{12})\right](\sigma_2^2 - 2K_{21}) - (K_{12} + K_{21})^2$$

$$= \left[0.02^2 - 2 \times (0.2 + 0.25)\right] \times (0.05^2 - 2 \times 0.5) - (0.25 + 0.5)^2$$

$$= (-0.86) \times (-0.9975) - 0.5625 = 0.85785 - 0.5625 = 0.29535$$

$$> 0$$

Thus for any sufficiently small step size Δ, the E-M approximate solution of our SDE with optimal control model (3-9) is stable in distribution.

Appendix

A 1−Compartment ODE Model Simulation

```
###############################
# Generate Data for 1−Compartment ODE Model

# Set the values of ODE model Parameters Ka and K10.
parameters ← c(Ka = 2,K10=1)

# Set variables' intial values.
state ← c(Aa = 0.957,Ac =0.031)

# Model equations
Lorenz←function(t, state, parameters) {
   with(as.list(c(state, parameters)),{
      # 1−compartment ODE Moldel
      dAa ← −Ka*Aa
      dAc ← Ka*Aa−K10*Ac
      # Return the rate of change
      list(c(dAa, dAc))
      })
}
# Set the sequences of times
times ← seq(0, 5, by = 5/19)
# Solve the ODE function to generate the data.
library(deSolve)
out ← ode(y = state, times = times, func = Lorenz, parms
   = parameters)
# Show the generated data
out


###########################
# Simulation and parameters estimation of 1−comparment
   ODE model
```

```
# load libraries
library(ggplot2) #library for plotting
library(reshape2) # library for reshaping data (tall-
    narrow <-> short-wide)
library(deSolve) # library for solving differential
    equations
library(minpack.lm) # library for least squares fit using
    levenberg-marquart algorithm

#load concentration data generated from above code.
df <- ODE_Genaerate_data

# 1-comartment ODE model
rxnrate=function(t,A,parms){

  # rate constant passed through a list called parms
  ka <- parms$ka
  k10 <- parms$k10
  r <- rep(0,length(df$A["a"]))
  r[1] <- -ka*A["a"] #dAa/dt
  r[2] <- ka*A["a"]-k10*A["c"] #dAc/dt
  return(list(r))
}

ssq=function(parms){

  # inital concentration
  cinit=c(a=1,c=0)
  # time points for which concentration is reported
  t=c(seq(0,5,0.1),df$time)
  t=sort(unique(t))
  # parameters from the parameter estimation routine
  ka=parms[1]
  k10=parms[2]
  # solve ODE for a given set of parameters
  out=ode(y=cinit, times=t, func=rxnrate, parms=list(ka=ka,
      k10=k10))
  # Filter data that contains time points where data is
      available
  outdf=data.frame(out)
  outdf=outdf[outdf$time %in% df$time,]
  # Evaluate predicted vs experimental residual
  preddf=melt(outdf, id.var="time", variable.name="species",
```

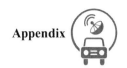

```
        value.name="conc")
expdf=melt(df,id.var="time",variable.name="species",
    value.name="conc")
ssqres=preddf$conc−expdf$conc
  # return predicted vs experimental residual
  return(ssqres)


}


# parameter fitting using levenberg marquart algorithm
# initial guess for parameters
parms=c(ka=0.5,k10=0.5)
# fitting
fitval=nls.lm(par=parms,fn=ssq)


# Summary of fit
summary(fitval)



# Estimated parameters.
parest=as.list(coef(fitval))
parest


# plot of predicted vs experimental data

# simulated predicted profile at estimated parameter
    values
cinit=c(a=1,c=0)
t=seq(0,5,0.2)
parms=as.list(parest)
out=ode(y=cinit,times=t,func=rxnrate,parms=parms)
outdf=data.frame(out)
names(outdf)=c("time","Aa_pred","Ac_pred")


# Overlay predicted profile with experimental data
tmppred=melt(outdf,id.var=c("time"),variable.name="
    species",value.name="conc")
tmpexp=melt(df,id.var=c("time"),variable.name="species",
    value.name="conc")
p=ggplot(data=tmppred,aes(x=time,y=conc,color=species,
    linetype=species))+geom_line()
```

```
p=p+geom_line(data=tmpexp,aes(x=time,y=conc,color=species,
    linetype=species))

p=p+geom_point(data=tmpexp,aes(x=time,y=conc,color=
    species))
p=p+scale_linetype_manual(values=c(0,1,0,1))
p=p+scale_color_manual(values=rep(c("red","blue"),each=2))+
    theme_bw()
print(p)
```

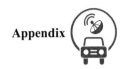
B 1–Compartment Optimal Control Model Simulation

```
##############################
# Generate Data for 1-Compartment Optimal Control Model.

# Set the values of Optimal control model Parameters Ka,
   K10, alpha and beta.
parameters ← c(Ka = 2,K10=1,alpha=0.8,beta=0.2)

u←0.2
# Set variables' intial values.
state ← c(Aa = 0.957,Ac =0.031)

# 1-comartment optimal control model
Lorenz←function(t, state, parameters) {
  with(as.list(c(state, parameters)),{
    # rate of change
    dAa ← −Ka*Aa+alpha*u
    dAc ← Ka*Aa−K10*Ac+beta*u
    # return the rate of change
    list(c(dAa, dAc))
    })
}
times ← seq(0, 5, by = 5/19)
library(deSolve)
out ← ode(y = state, times = times, func = Lorenz, parms =
     parameters)
out

#############################
# Simulation and parameters estimation of 1-comparment
   optimal control model.

# load libraries
library(ggplot2) #library for plotting
library(reshape2) # library for reshaping data (tall−
   narrow ←→ short−wide)
library(deSolve) # library for solving differential
   equations
```

```
library(minpack.lm) # library for least squares fit using
    levenberg−marquart algorithm
#load concentration data
df ← OPT_AB_data
u←0.2
# rate function
rxnrate=function(t,A,parms){

  # rate constant passed through a list called parms
  ka ← parms$ka
  k10 ← parms$k10
  alpha ← parms$alpha
  beta ← parms$beta
  r ← rep(0,length(A))
  r[1] ← −ka*A["a"]+alpha*u #dAa/dt
  r[2] ← ka*A["a"]−k10*A["c"]+beta*u #dAc/dt
  return(list(r))
}

ssq=function(parms){

  # inital concentration
  cinit=c(a=1,c=0)
  # time points for which conc is reported
  # include the points where data is available
  t=c(seq(0,5,0.1),df$time)
  t=sort(unique(t))
  # parameters from the parameter estimation routine
  ka=parms[1]
  k10=parms[2]
  alpha=parms[3]
  beta=parms[4]
  # solve ODE for a given set of parameters
  out=ode(y=cinit,times=t,func=rxnrate,parms=list(ka=ka,
    k10=k10,alpha=alpha,beta=beta))

  # Filter data that contains time points where data is
    available
  outdf=data.frame(out)
  outdf=outdf[outdf$time %in% df$time,]
  # Evaluate predicted vs experimental residual
  preddf=melt(outdf,id.var="time",variable.name="species",
```

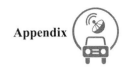

```
    value.name="conc")
  expdf=melt(df,id.var="time",variable.name="species",
    value.name="conc")
  ssqres=preddf$conc-expdf$conc

  # return predicted vs experimental residual
  return(ssqres)

}

# parameter fitting using levenberg marquart algorithm
# initial guess for parameters
parms=c(ka=0.5,k10=0.5,alpha=0.6,beta=0.03)
# fitting
fitval=nls.lm(par=parms,fn=ssq)

# Summary of fit
summary(fitval)


# Estimated parameters.
parest=as.list(coef(fitval))
parest

# plot of predicted vs experimental data

# simulated predicted profile at estimated parameter
    values
cinit=c(a=1,c=0)
t=seq(0,5,0.2)
parms=as.list(parest)
out=ode(y=cinit,times=t,func=rxnrate,parms=parms)
outdf=data.frame(out)
names(outdf)=c("time","Aa_pred","Ac_pred")

# Overlay predicted profile with experimental data
tmppred=melt(outdf,id.var=c("time"),variable.name="
    species",value.name="conc")
tmpexp=melt(df,id.var=c("time"),variable.name="species",
    value.name="conc")
p=ggplot(data=tmppred,aes(x=time,y=conc,color=species,
    linetype=species))+geom_line()
```

```
p=p+geom_line(data=tmpexp,aes(x=time,y=conc,color=species,
    linetype=species))
p=p+geom_point(data=tmpexp,aes(x=time,y=conc,color=
    species))
p=p+scale_linetype_manual(values=c(0,1,0,1))
p=p+scale_color_manual(values=rep(c("red","blue"),each=2))+
    theme_bw()
print(p)
```

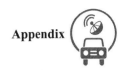

C 1−Compartment SDE Model Simulation

```
# Explicit solution of X1 and Aa
set.seed(123)
Ka ← 2.07126
alpha←0.83755
u←0.2
sigma1 ← 0.5
Aa0 ← 0.957 #initial value of Aa
x10←Aa0−alpha*u/Ka
N ← 10000 # the number of seperation points
T ← 5
Delta ← T/N
si1 ← numeric(N+1) # initialization of B1
si1[1]=0
t ← seq(0,T, length=N+1)
for(i in 2:(N+1))
    si1[i] ← si1[i−1] + rnorm(1) * sqrt(Delta)
X1 ← x10 * exp(−(Ka+sigma1^2/2)*t + sigma1*si1)
Aa ← X1+alpha*u/Ka


######
# Numerical solution using E−M method (Check my explicit
    solutions)
# X1 and Aa
set.seed(123)
S←x10
for(i in 2:(N+1))
    S[i] ← S[i−1]−Ka*S[i−1]*Delta+ sigma1*S[i−1]*(si1[i]−
        si1[i−1])
int.X1←S
int.Aa←int.X1+alpha*u/Ka


########
# Display explicit Aa and the numerical int.Aa
# Define the position of tick marks
v1 ← seq(0,5,1)
# Define the labels of tick marks
v2 ← c("0","1","2","3","4","5")
```

```
old.par ← par(mfcol=c(1, 2))
plot(t,Aa,type="l",xaxt = "n",main="Explicit␣Aa(t)")
axis(side = 1,
      at = v1,
      labels = v2)
plot(t,int.Aa,type="l",xaxt = "n",main="E-M␣method␣for␣Aa
    (t)")
axis(side = 1,
      at = v1,
      labels = v2)
par(old.par)

##########
# Plot the explicit Aa and the numerical int.Aa in the
    same graph.
library(ggplot2)
library(reshape2)

# original data in a 'wide' format
df ← data.frame(t, Aa,int.Aa)

# melt the data to a long format
df2 ← melt(data = df, id.vars = "t")

# plot, using the aesthetics argument 'colour'
ggplot(data = df2, aes(x = t, y = value, colour =
    variable)) + geom_line()

######################
#Explicit solution of X2 and Ac
set.seed(122)
K10 ← 1.03649
alpha←0.83755
beta←0.21409
u←0.2
sigma2 ← 0.1
Ac0 ← 0.031 #initial value of Aa
x20←Ac0−(alpha+beta)*u/K10
K10 ← 1
sigma2 ← 0.1
si2 ← numeric(N+1)
si2[1] ← 0
for(i in 2:(N+1))
```

```
    si2[i] ← si2[i−1] + rnorm(1) * sqrt(Delta)
part1 ← x20*exp(sigma2*si2 −(K10+sigma2^2/2)*t)
part2 ← Ka*x10*exp(sigma2*si2 −(K10+sigma2^2/2)*t)
part3 ← 0
for(i in 2:(N+1))
    part3[i] ← part3[i−1]+exp(sigma1*si1[i]−sigma2*si2[i]
                        +(K10+sigma2^2/2−(Ka+sigma1^2/2))*(
                        Delta*(i−1)))*Delta
X2 ← part1+part2*part3
Ac ← X2+(alpha+beta)*u/K10


#######
# Numerical solution using E–M method (Check my explicit
    solutions)
# X2
set.seed(122)
S=x20
for(i in 2:(N+1))
    S[i] ← S[i−1]+(Ka*X1[i−1]−K10*S[i−1])*Delta+ sigma2*S[i
        −1]*(si2[i]−si2[i−1])
int.X2=S
int.Ac ← int.X2+(alpha+beta)*u/K10


##########
# Display explicit Ac and the numerical int.Ac
# Define the position of tick marks
v1 ← seq(0,5,1)
# Define the labels of tick marks
v2 ← c("0","1","2","3","4","5")
old.par ← par(mfcol=c(1, 2))
plot(t,Ac,type="l",xaxt = "n",main="Explicit Ac(t)")
axis(side = 1,
     at = v1,
     labels = v2)
plot(t,int.Ac,type="l",xaxt = "n",main="E–M method for Ac
    (t)")
axis(side = 1,
     at = v1,
     labels = v2)
par(old.par)
```

```
########
# Plot the explicit Ac and the numerical int.Ac in the
    same graph.
library(ggplot2)
library(reshape2)

# original data in a 'wide' format
df <- data.frame(t, Ac, int.Ac)

# melt the data to a long format
df2 <- melt(data = df, id.vars = "t")

# plot, using the aesthetics argument 'colour'
ggplot(data = df2, aes(x = t, y = value, colour =
    variable)) + geom_line()



#############
# Plot int.Aa and int.Ac in the same graph
library(ggplot2)
library(reshape2)

# original data in a 'wide' format
df <- data.frame(t, int.Aa, int.Ac)

# melt the data to a long format
df2 <- melt(data = df, id.vars = "t")

# plot, using the aesthetics argument 'colour'
ggplot(data = df2, aes(x = t, y = value, colour =
    variable)) + geom_line()
```

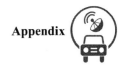

D 2-Compartment ODE Model Simulation

```
###############################
# Generate Data for 2-Compartment ODE Model

# Set the values of ODE model Parameters k10, k12 and k21.
parameters ← c(k10 = 0.2, k12=0.25, k21=0.5)

# Set variables' intial values.
state ← c(Ac = 0.03, Ap =1)

# Model equations
equations←function(t, state, parameters) {
  with(as.list(c(state, parameters)),{
    # rate of change
    dAc ← -(k10+k12)*Ac+k21*Ap
    dAp ← k12*Ac-k21*Ap
    # return the rate of change
    list(c(dAc, dAp))
    })
}
times ← seq(0, 12, by = 12/19)
library(deSolve)
out ← ode(y = state, times = times, func = equations,
   parms = parameters)
# Show the generated data
out


##########################
# Simulation and parameters estimation of 1-comparment
   ODE model

# load libraries
library(ggplot2) #library for plotting
library(reshape2) # library for reshaping data (tall-
   narrow ↔ short-wide)
library(deSolve) # library for solving differential
   equations
library(minpack.lm) # library for least squares fit using
   levenberg-marquart algorithm
```

```
#load  concentration  data
df ← ODE_Genaerate_two_compartment

# 2−comartment ODE model
rxnrate←function (t ,A, parms ) {

    # rate  constant  passed  through  a  list  called  parms
    k10 ← parms$k10
    k12 ← parms$k12
    k21 ← parms$k21

    # c  is  the  concentration  of  species

    # derivatives  dc/ dt  are  computed  below
    r ← rep (0 ,length (df$A["c"]) )
    r [1] ← −(k10+k12)∗A["c"]+k21∗A["p"]  #dAc/ dt
    r [2] ← k12∗A["c"]−k21∗A["p"]  #dAp/ dt

    # the  computed  derivatives  are  returned  as  a  list
    # order  of  derivatives  needs  to  be  the  same  as  the
        order  of  species  in  c
    return ( list (r ) )

}

ssq←function (parms ) {

    # inital  concentration
    cinit←c (c=0.03 ,p=1)
    # time  points  for  which  conc  is  reported
    # include  the  points  where  data  is  available
    t←c (seq (0 ,12 ,0.1 ) ,df$time )
    t←sort (unique (t ) )
    # parameters  from  the  parameter  estimation  routine
    k10←parms [1]
    k12←parms [2]
    k21←parms [3]
    # solve  ODE  for  a  given  set  of  parameters
    out←ode (y=cinit , times=t , func=rxnrate , parms=list (k10=k10 ,
        k12=k12 , k21=k21 ) )
```

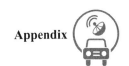

```
  # Filter data that contains time points where data is
      available
  outdf←data.frame(out)
  outdf←outdf[outdf$time %in% df$time,]
  # Evaluate predicted vs experimental residual
  preddf←melt(outdf,id.var="time",variable.name="species",
      value.name="conc")
  expdf←melt(df,id.var="time",variable.name="species",
      value.name="conc")
  ssqres←preddf$conc−expdf$conc

  # return predicted vs experimental residual
  return(ssqres)

}

# parameter fitting using levenberg marquart algorithm
# initial guess for parameters
parms←c(k10=0.5,k12=0.5,k21=0.5)
# fitting
fitval←nls.lm(par=parms,fn=ssq)

# Summary of fit
summary(fitval)

# Estimated parameters.
parest←as.list(coef(fitval))
parest

# plot of predicted vs experimental data

# simulated predicted profile at estimated parameter
    values
cinit←c(c=0.03,p=1)
t←seq(0,12,0.1)
parms←as.list(parest)
out←ode(y=cinit,times=t,func=rxnrate,parms=parms)
outdf←data.frame(out)
names(outdf)←c("time","Ac_pred","Ap_pred")

# Overlay predicted profile with experimental data
```

```
tmppred←melt(outdf,id.var=c("time"),variable.name="
    species",value.name="conc")
tmpexp←melt(df,id.var=c("time"),variable.name="species",
    value.name="conc")
p←ggplot(data=tmppred,aes(x=time,y=conc,color=species,
    linetype=species))+geom_line()
p←p+geom_line(data=tmpexp,aes(x=time,y=conc,color=species,
    linetype=species))
p←p+geom_point(data=tmpexp,aes(x=time,y=conc,color=
    species))
p←p+scale_linetype_manual(values=c(0,1,0,1))
p←p+scale_color_manual(values=rep(c("red","blue"),each=2))+
    theme_bw()
print(p)
```

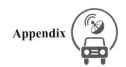

E 2–Compartment Optimal Control Model Simulation

```
###############################
# Generate Data for 2-Compartment Optimal Control Model.

# Set the values of Optimal control model Parameters K10,
    K12, alpha and beta.
parameters ← c(k10=0.2,k12=0.25,k21=0.5,alpha=0.05,beta=
    0.2)

u←0.1
# Set variables' intial values.
state ← c(Ac=0.03, Ap =1)

# 2-Compartment Optimal Control Model
equations←function(t, state, parameters) {
  with(as.list(c(state, parameters)),{
    # rate of change
    dAc ← -(k10+k12)*Ac+k21*Ap+alpha*u
    dAp ← k12*Ac-k21*Ap+beta*u
    # return the rate of change
    list(c(dAc, dAp))
    })
}
times ← seq(0, 12, by = 12/19)
library(deSolve)
out ← ode(y = state, times = times, func = equations,
    parms = parameters)
out

###################
# Simulation and parameters estimation of 2-comparment
    optimal control model.
# load libraries
library(ggplot2) #library for plotting
library(reshape2) # library for reshaping data (tall-
    narrow ↔ short-wide)
library(deSolve) # library for solving differential
    equations
library(minpack.lm) # library for least squares fit using
    levenberg-marquart algorithm
```

```
#load  concentration  data
df ← OPT_CP_data_two_compartment

# 2-comparment  optimal  control  model
rxnrate=function(t,A,parms){

    # rate  constant  passed  through  a  list  called  parms
    k10 ← parms$k10
    k12 ← parms$k12
    k21 ← parms$k21
    alpha ← parms$alpha
    beta ← parms$beta

    r ← rep(0,length(df$A["c"]))
    r[1] ← -(k10+k12)*A["c"]+k21*A["p"]+alpha*u #dAc/dt
    r[2] ← k12*A["c"]-k21*A["p"]+beta*u #dAp/dt
    return(list(r))
}

ssq←function(parms){

    # inital  concentration
    cinit←c(c=0.03,p=1)
    # time  points  for  which  conc  is  reported
    # include  the  points  where  data  is  available
    t←c(seq(0,12,0.1),df$time)
    t←sort(unique(t))
    # parameters  from  the  parameter  estimation  routine
    k10←parms[1]
    k12←parms[2]
    k21←parms[3]
    alpha←parms[4]
    beta←parms[5]
    # solve  ODE  for  a  given  set  of  parameters
    out←ode(y=cinit,times=t,func=rxnrate,parms=list(k10=k10,
        k12=k12,k21=k21,alpha=alpha,beta=beta))

    # Filter  data  that  contains  time  points  where  data  is
        available
    outdf←data.frame(out)

    outdf←outdf[outdf$time %in% df$time,]
    # Evaluate  predicted  vs  experimental  residual
```

```
preddf←melt(outdf,id.var="time",variable.name="species",
    value.name="conc")
expdf←melt(df,id.var="time",variable.name="species",
    value.name="conc")
ssqres←preddf$conc−expdf$conc

# return predicted vs experimental residual
return(ssqres)
}

# parameter fitting using levenberg marquart algorithm
# initial guess for parameters
parms←c(k10=0.5,k12=0.5,k21=0.5,alpha=0.1,beta=0.5)
# fitting
fitval←nls.lm(par=parms,fn=ssq)

# Summary of fit
summary(fitval)

# Estimated parameters.
parest←as.list(coef(fitval))
parest

# plot of predicted vs experimental data

# simulated predicted profile at estimated parameter
    values
cinit←c(c=0.03,p=1)
t←seq(0,12,0.1)
parms←as.list(parest)
out←ode(y=cinit,times=t,func=rxnrate,parms=parms)
outdf←data.frame(out)
names(outdf)←c("time","Ac_pred","Ap_pred")

# Overlay predicted profile with experimental data
tmppred←melt(outdf,id.var=c("time"),variable.name="
    species",value.name="conc")
tmpexp←melt(df,id.var=c("time"),variable.name="species",
    value.name="conc")
p←ggplot(data=tmppred,aes(x=time,y=conc,color=species,
    linetype=species))+geom_line()
```

```
p<-p+geom_line(data=tmpexp,aes(x=time,y=conc,color=species,
    linetype=species))
p<-p+geom_point(data=tmpexp,aes(x=time,y=conc,color=
    species))
p<-p+scale_linetype_manual(values=c(0,1,0,1))
p<-p+scale_color_manual(values=rep(c("red","blue"),each=2))+
    theme_bw()
print(p)
```

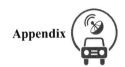
F 2-Compartment SDE Model Simulation

```
################################
# Numerical solution(using the defination of Ito integral
    )
library(expm)
K10 ← 0.2
K12 ← 0.25
K21 ← 0.5
alpha←0.05
beta←0.2
u←0.1
sigma1 ← 0.02
sigma2 ← 0.05
Ac0←0.03
x10 ← Ac0−(alpha+beta)*u/K10 #initial value of x
N ← 100000 # the number of seperation points
T ← 12
Delta ← T/N

# Generate si1.
set.seed(123)
si1 ← numeric(N+1) # initialization of B1
si1[1]=0
t ← seq(0,T, length=N+1)
for(i in 2:(N+1))
   si1[i] ← si1[i−1] + rnorm(1) * sqrt(Delta)

# Generate si2.
set.seed(122)
Ap0←1
x20 ← Ap0−(alpha*K12+beta*(K10+K12))*u/K21 #initial value
    of x
si2 ← numeric(N+1) # initialization of B1
si2[1]=0
for(i in 2:(N+1))
   si2[i] ← si2[i−1] + rnorm(1) * sqrt(Delta)

# Solution
int.S ← matrix(c(x10, x20), 2, 1)
int.S
```

```
A ← matrix(c(-(K12+K10) ,K12,K21,-K21) ,2 ,2)
sigma ← matrix(c(sigma1 ,0 ,0 ,sigma2) ,2 ,2)
int.X1 ← numeric(N+1)
int.X2 ← numeric(N+1)
int.X1[1]←x10
int.X2[1]←x20
for(i in 2:(N+1)){
    int.S ← int.S+A%*%int.S*Delta+matrix(c(si1[i]-si1[i
        -1],0,0,si2[i]-si2[i-1]) ,2 ,2)%*%sigma%*%int.S
    int.X1[i] ← int.S[1]
    int.X2[i] ← int.S[2]
    int.Ac←int.X1+(alpha+beta)*u/K10
    int.Ap←int.X2+(alpha*K12+beta*(K10+K12))*u/K21
}

##############
# Plot int.Ac and int.Ap in the same graph
library(ggplot2)
library(reshape2)

# original data in a 'wide' format
df ← data.frame(t, int.Ac, int.Ap)

# melt the data to a long format
df2 ← melt(data = df, id.vars = "t")

# plot, using the aesthetics argument 'colour'
ggplot(data = df2, aes(x = t, y = value, colour =
    variable)) + geom_line()

########################################
# Explicit solution of Xc and Ap
library(expm)
K10 ← 0.2
K12 ← 0.25
K21 ← 0.5
alpha←0.05
beta←0.2
u←0.1
sigma1 ← 0.02
sigma2 ← 0.05
```

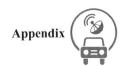
```
Ac0←0.03
x10 ← Ac0−(alpha+beta)*u/K10 #initial value of x1
Ap0←1
x20 ← Ap0−(alpha*K12+beta*(K10+K12))*u/K21 #initial value
    of x2
N ← 10000 # the number of seperation points
T ← 12
Delta ← T/N

# Generate si1.
set.seed(123)
si1 ← numeric(N+1) # initialization of B1
si1[1]=0
t ← seq(0,T, length=N+1)
for(i in 2:(N+1))
  si1[i] ← si1[i−1] + rnorm(1) * sqrt(Delta)

# Generate si2.
set.seed(122)
si2 ← numeric(N+1) # initialization of B1
si2[1]=0
for(i in 2:(N+1))
  si2[i] ← si2[i−1] + rnorm(1) * sqrt(Delta)

# Explicit solution
a11 ← −(sigma1^2/2+K12+K10)
a22 ← −(sigma2^2/2+K21)
Ac ← numeric(N+1)
Ap ← numeric(N+1)
Ac[1]←Ac0
Ap[1]←Ap0
X1 ← numeric(N+1)
X2 ← numeric(N+1)
X1[1] ← x10
X2[1] ← x20
C0 ← matrix(c(x10, x20), 2, 1)

Omega1←matrix(c(0, 0, 0, 0), 2, 2)
Omega2←matrix(c(0, 0, 0, 0), 2, 2)
S1←matrix(c(0, 0, 0, 0), 2, 2)

for(i in 2:N+1){
  Bi ← matrix(c(exp(sigma1*si1[i−1]), 0, 0, exp(sigma2*
```

```
    si2[i-1])), 2, 2)
At1←matrix(c(a11, K12*exp(sigma1*si1[i-1]−sigma2*si2[i
    -1]),
                K21*exp(sigma2*si2[i-1]−sigma1*si1[i-1]),
                    a22), 2, 2)
Omega1 ← Omega1+Delta*At1
S2←matrix(c(0, 0, 0, 0), 2, 2)
for(j in 2:N+1){
    delta←Delta*i/N
    At2←matrix(c(a11, K12*exp(sigma1*si1[j-1]−sigma2*si2[
        j-1]),
                K21*exp(sigma2*si2[j-1]−sigma1*si1[j
                    -1]), a22), 2, 2)
    S2←S2+delta*(At1%*%At2−At2%*%At1)
}
S1←S1+Delta*S2
Omega2←S1/2
Xt ← Bi %*% expm(Omega1+Omega2) %*% C0
X1[i] ← Xt[1]
X2[i] ← Xt[2]
Ac[i] ← X1[i]+(alpha+beta)*u/K10
Ap[i] ← X2[i]+(alpha*K12+beta*(K10+K12))*u/K21
}


#############
# Plot Ac and Ap in the same graph
library(ggplot2)
library(reshape2)

# original data in a 'wide' format
df ← data.frame(t,Ac,Ap)

# melt the data to a long format
df2 ← melt(data = df, id.vars = "t")

# plot, using the aesthetics argument 'colour'
ggplot(data = df2, aes(x = t, y = value, colour =
    variable)) + geom_line()
```

References

[1] Pharmacokinetics [PK] ADME [Z]. https: //www. eupati. eu/glossary/pharma cokinetics/.

[2] Twitchett H, Grimsey P. A peak at PK—an introduction to pharmacokinetics [J]. Pharmaceutical Programming, 2012, 5 (1–2): 42–49.

[3] Pharmacokinetics [PK] metrics [Z]. https: //en. wikipedia. org/wiki/Pharmac okinetics.

[4] Donnet S, Samson A. A review on estimation of stochastic differential equations for pharmacokinetic/pharmacodynamic models [J]. Advanced Drug Delivery Reviews, 2013, 65 (7): 929–939.

[5] Ditlevsen S, Samson A. Introduction to stochastic models in biology [A] . Stochastic Biomathematical Models [M]. Springer, 2013: 3–35.

[6] D'Argenio D Z. Uncertain pharmacokinetic/pharmacodynamic systems: Design, estimation and control [J]. IFAC Proceedings Volumes, 1997, 30 (2): 121–122.

[7] Ramanathan M. An application of Itô's lemma in population pharmacokinetics and pharmacodynamics [J]. Pharmaceutical Research, 1999, 16 (4): 584–586.

[8] Ramanathan M. A method for estimating pharmacokinetic risks of concentration-dependent drug interactions from preclinical data [J]. Drug Metabolism and Disposition, 1999, 27 (12): 1479–1487.

[9] Ferrante L, Bompadre S, Leone L. A stochastic compartmental model with long lasting infusion [J]. Biometrical Journal, 2003, 45 (2): 182–194.

[10] Tornøe C W, Jacobsen J L, Madsen H. Grey-box pharmacokinetic/pharmacodynamic modelling of a euglycaemic clamp study [J]. Journal of Mathematical Biology, 2004, 48 (6): 591-604.

[11] Ditlevsen S, De Gaetano A. Stochastic vs. deterministic uptake of dodecanedioic acid by isolated rat livers [J]. Bulletin of Mathematical Biology, 2005, 67 (3): 547-561.

[12] Ditlevsen S, De Gaetano A. Mixed effects in stochastic differential equation models [J]. REVSTAT-Statistical Journal, 2005, 3 (2): 137-153.

[13] Picchini U, Ditlevsen S, De Gaetano A. Modeling the euglycemic hyperinsulinemic clamp by stochastic differential equations [J]. Journal of Mathematical Biology, 2006, 53 (5): 771-796.

[14] Ledzewicz U, Schättler H. Optimal controls for a model with pharmacokinetics maximizing bone marrow in cancer chemotherapy [J]. Mathematical Biosciences, 2007, 206 (2): 320-342.

[15] Saqlain M, Alam M, Brandt D, et al. Stochastic differential equations modelling of levodopa concentration in patients with Parkinson's disease [C] // The 40th Conference on Stochastic Processes and their Applications-SPA 2018, June 11-15 2018, Gothenburg. [S. l. : s. n.], 2018.

[16] Multiscale tumor modeling with drug pharmacokinetic and pharmacodynamic profile using stochastic hybrid system [Z]. https: //www. researchgate. net/publication/326665733_Multiscale_Tumor_Modeling_With_Drug_Pharmacokinetic_and_Pharmacodynamic_Profile_Using_Stochastic_Hybrid_System.

[17] Pharmacokinetic pharmacodynamic modeling & simulation. pdf [Z]. https: //www. scribd. com/document/245682325/Pharmacokinetic - Pharmacodyna mic-Modeling-Simulation-pdf.

[18] Claassen V. Neglected factors in pharmacology and neuroscience research: Biopharmaceutics, animal characteristics, maintenance, testing conditions [M]. Elsevier, 2013.

[19] Maddison J E, Page S W, Church D B. Small animal clinical pharmacology (2nd edition) [M]. Elsevier, 2008.

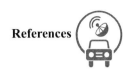

［20］Ikeda N, Watanabe S. Stochastic differential equations and diffusion processes［M］. Elsevier, 2014.

［21］Mörters P, Peres Y. Brownian motion［M］. Cambridge University Press, 2010.

［22］Protter P E. Stochastic integration and differential equations［M］. Springer, 2005: 249-361.

［23］Øksendal B. Stochastic differential equations［M］. Springer, 2003: 44.

［24］Mao X. Stochastic differential equations and applications［M］. Elsevier, 2007.

［25］Yuan C, Mao X. Stability in distribution of numerical solutions for stochastic differential equations［J］. Stochastic Analysis and Applications, 2004, 22 (5): 1133-1150.

［26］Magnus expansion［Z］. https: //en. wikipedia. org/wiki/Magnus_ expansion.

［27］Bernoulli Number［Z］. http: //mathworld. wolfram. com/Bernoulli-Number. html.

［28］Gronwall lemma［Z］. https: //www. encyclopediaofmath. org/index. php/Gronwall_lemma.

［29］Talay D. Numerical solution of stochastic differential equations［J］. Stochastics and Stochastic Reports, 1994, 47 (1-2): 121-126.

［30］Higham D J. An algorithmic introduction to numerical simulation of stochastic differential equations［J］. SIAM Review, 2001, 43 (3): 525-546.